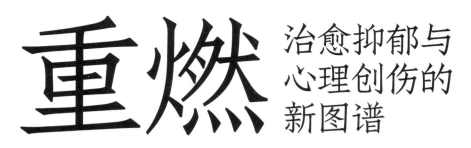

重燃

治愈抑郁与心理创伤的新图谱

Respark:

Igniting hope and
joy after trauma and
depression

（英）格雷厄姆·缪齐克（Graham Music） 著
高侠丽　章扬清　梁静 译

化学工业出版社

·北京·

Respark: Igniting hope and joy after trauma and depression by Graham Music

ISBN 9781739814700

Copyright © 2022 Graham Music.

All rights reserved.

Authorized translation from the English eanguage edition published by Mind-Nurturing Books.

本书中文简体字版由 Mind-Nurturing Books 授权化学工业出版社独家出版发行。

北京市版权局著作权合同登记号：01-2024-5024

图书在版编目（CIP）数据

重燃：治愈抑郁与心理创伤的新图谱 ／（英）格雷厄姆·缪齐克（Graham Music）著；高侠丽，章扬清，梁静译 -- 北京：化学工业出版社，2025. 2. -- ISBN 978-7-122-46888-8

Ⅰ．R749.405

中国国家版本馆 CIP 数据核字第 2025U7K779 号

责任编辑：赵玉欣　王　越　高　霞　　装帧设计：尹琳琳
责任校对：李　爽

出版发行：化学工业出版社
　　　　　（北京市东城区青年湖南街13号　邮政编码100011）
印　　装：中煤（北京）印务有限公司
880mm×1230mm　1/32　印张6¼　字数94千字
2025年3月北京第1版第1次印刷

购书咨询：010-64518888　　　　　售后服务：010-64518899
网　　址：http://www.cip.com.cn
凡购买本书，如有缺损质量问题，本社销售中心负责调换。

定　　价：59.80元　　　　　　　　　　版权所有　违者必究

作者介绍

格雷厄姆·缪齐克（Graham Music）是塔维斯托克中心（Tavistock Centre）的顾问级儿童青少年心理治疗师，也是一名私人执业的成人心理治疗师。他曾是塔维斯托克诊所儿童与家庭部的临床副主任，过去几十年里，他一直在波特曼诊所（Portman Clinic）和塔维斯托克的寄养、领养和亲属关怀小组工作，他对创伤治疗充满热情，并积累了丰富的临床经验。

他发展并管理了一系列针对儿童虐待和忽视后遗症的服务，并优先为那些被主流诊所边缘化的人提供社区服务，包括为40多所学校开发服务。

将前沿的发展研究成果与治疗实践相结合，是他特别感兴趣的领域。他的著作包括《养育孩子：从创伤到希望》（*Nurturing Children：From Trauma to Hope*，2019）、《养育的本质》（*Nurturing Natures*，2016、2010）、《情感与情绪》（*Affect and Emotion*，2001）、《美好生活》（*The Good Life*，2014）以及《从创伤到伤害他人》（*From Trauma to Harming*，2021）。

推荐序

为书作推荐序对我而言已经不是一件陌生的事情，但当合作多年的编辑老师请我给Graham Music的这本《重燃：治愈抑郁与心理创伤的新图谱》（下文简称为《重燃》）写序言时，我一面受宠若惊地立刻答应了下来，生怕错过与心爱的作品产生一些交集的机会，一面却陷入了拖延状态，交稿时间一拖再拖，像是进入了某种"熄火"的状态——虽然，这是一本关于如何"重燃"各种生命火花的书。

围绕着这本书，我的内心火花其实像一个压力锅似的，外面平静如常，里面风起云涌：第一次读到这本书的原著是2023年秋天，当时的我刚开始儿童精神分析心理治疗博士训练的第二年。作为英国精神分析界近年来炙手可热的新一代理论及技术"大神"，Graham Music写的各种文章书籍是从业人员的必读。彼时《重燃》刚刚在英国出版没几个月，怀着巨大的好奇，我开始了一次即将撼动灵魂的阅读之旅：如果说"开悟"的状态在生命中可遇不可求，《重燃》的确带给了我某种程度上"开悟"的体验。因为深信许多读者会和我一样从这本书里获益，我当即下定决心要把这本书"取经回国"，辗转促成了作者与出版社之间的合作。

我所体验到的第一层开悟与书中提到的去火花（desparked）状态有关。过去15年，在与儿童青少年及成年人工作的过程中，我见证过许多因为抑郁与心理创伤所导致的人生不同阶段的"死寂"：这种"死寂"有可能出现在一个人的生活层面——做一点事情就很累，大部分时候只想躺着；也有可能出现在一个人的发展层面——即使面对天大的好机会也没有动力去争取，或者缺乏事业上的能动性与创造力；更有可能出现在一个人的关系层面——即使向往亲密关系，却也没了力气甚至兴趣去认识更多人经历新的可能性。这种人生状态层面的"死寂"就像是一台年久失修的汽车，即使外界再多"加油"，也没有办法再多跑一公里。在《重燃》一书中，Graham Music 详解了这种"死寂"背后的"稳态"，也就是说，一个人在面对外界巨大压力时，几乎会别无选择地"关闭"各种耗能的通道，进入到类似于"冬眠"的模式中，他并没有试图用鸡汤式的口号唤醒那些"冬眠中"的人，而是试图在寒冷的冬夜里提供温润的关怀，同时用自己极其丰富的临床经验帮助读者了解如何能够从心智与身体层面多管齐下（作者尤其强调身体层面的工作），"解冻"那些源于创伤、解离、抑郁、恐惧与无助的生命状态，"重燃"火花。

我所体验到的第二层开悟与书中提到的无火花（unsparked）状态有关。过去两年，我在伦敦的儿童心理治疗中心有幸与一些孤独症谱系障碍的儿童青少年开展工作，很长一段时间他们被外界误认为是"没有情感需求也没有情感回应"的人，因为从表面看起来，他们像是从未真的"出生过"，如同一直生活在一个胚胎里似的。但在我的体验里，他们的"无火花"状态背后似乎经常包含着巨大的情感需求，而那些需求本身就像是一个个解谜游戏似的，等待着好奇的人去探索与沟通。在精神分析领域，"自闭（Autistic）"并不仅仅是个诊断学意义上的名词，也是某种生命状态的形容，而在后者的范畴中，一些从幼年时期饱受忽视的人也有可能被迫发展出"无火花"的自闭状态。作者用生动的临床工作故事帮助读者看到，让从未体验过火花的人生第一次出现火花，这个过程不仅是可能的，而且是充满爱与力量的。

我所体验到的第三层开悟也许部分解释了自己在写这篇序言时的拖延与阻抗：Graham Music在书中首次公开披露了自己身为一个孩童时那些孤独不安的体验，并在此基础上讨论了伪火花（mis-sparked）以及虚假火花（false sparks）的概念：前者是指那些通过浮于表面的兴奋、热情来回避内心冲突的情形，包括用成瘾的方式来填满空虚；而后者则是指那些通过大量的勤奋工作——尤其是脑力工作——来回避生命真实体验的人。Graham Music提及的"脑力父母"（mind-parent）的概念也许会让不少读者都有"被戳中"的体验：如果幼年经历过不为人所知的艰辛困苦，缺乏支持的我们也许就会"自强不息"地用头脑与思考来给予自己象征层面的安抚，"懂事与早熟"是长期使用"脑力父母"的人群非常鲜明的标志。我经常开玩笑说，精神分析行业集结了许多"以学代治"的伙伴——发展自我觉察与分析的"脑力父母"似乎是我们无意识中选择的职业与人生归宿，但Graham Music近乎不留情面地指出，落脚于头脑的自我成长并非重燃了生命的真实火花，能够"好好生活"才是生命状态"绽放"的落脚之处。

作为心理博主，今年夏天我把自己的社交媒体签名档改成了"心理学的终点是生活"：无论是Graham Music在《重燃》里形形色色关于"火花"的理论，还是作为心理治疗师在诊室里的经验，抑或是作为来访者经年累月在精神分析躺椅上的领悟，我对于心理治疗与康复的理解都指向了"始于心智又不止于心智"的领域：也许很长一段时间，学界与个体都忽略了"身体"与"生活"对于高质量人生状态有着重要的决定性作用，一蔬一饭一食本身就是生命里源源不断的"火花"。而作者在书中的案例分享让更多大众以及专业读者意识到，"谈话治疗"四字终有一天会被"身心治疗"所取代，无论过去曾经历过什么，被"冻住"的身体里本身蕴含着巨大能量。也许阅读本书就是重燃那些火花的起点，如同把压力锅拧开一个小口子，让生命的能量嘶嘶地朝外涌现。

心理科普博主
伦敦大学学院UCL儿童青少年精神分析
心理治疗博士候选人
在上海与伦敦从事心理咨询工作15年
一个对"重燃"真正的生命火花好奇
且不断付诸行动的人

严艺家

2024年10月1日
于伦敦

目录

Respark: Igniting hope
and
joy after trauma
and
depression

重燃：治愈抑郁与心理创伤的新图谱

第一部分

火花：概述

第一章

为什么火花很重要，以及什么是去火花

火花与能量

我们知道什么时候我们能感受到热情、火花（spark）或欲望，什么时候能感受到活力和能量，以及什么时候感受到渴望。我们也知道什么时候我们缺乏火花，什么时候感到百无聊赖、情绪低落、昏昏欲睡或无精打采，这通常不是好的体验。我在疫情期间开始写这本书，当时人们被困在屋内，经常感觉到与世隔绝；有些人需要独自工作，有些人的生计受到威胁，而另一些人因为在家上学而自觉力不从心，许多人都感受到了动力的丧失。焦虑和抑郁激增，转诊至我和我同事那里的人数大量增加。人们感到乏味、沮丧、绝望，想要找到一条出路，看到隧道尽头的光明。实际上，他们缺乏火花和热情。

最新研究指出，热情是预测复原力最重要的性格特质。心理学家将其定义为勇气的一部分，与充沛的精力、满怀希望、准备好迎接挑战而不是逃避挑战这类特质密切相关。热情和火花具有感染力，我们喜欢被它们环绕，然而它们的对立面——无精打采和无火花（unsparked）的状态也会传染，就像其它多种情绪状态一样。

火花迸发（sparking）这一比喻基于能量和电力，这两者是所有生命的核心。火花可以存在于个体之中，比如当我们感到充满激情时；也可以存在于人与人之间，像是欲望的火花、相互喜欢的火花，这是一种几乎可以感觉得到的人与人之间的电流。我们中有些人比其他人拥有更多能量，而另一些人则感觉自己精力过剩无法平静，还有一些人则感觉能量不足。就我个人而言，我介于两者之间。

在我作为心理治疗师的35年间，无论是在与来访者的工作中，在教授一代又一代的治疗师的过程中，还是从我的导师、最新的科学研究以及自己的生活经历中学习的过程中，我一直在思考我称之为"去火花"的状态（desparked states）。当一个人衰颓、缺乏激情时，与他们共事和相处可能是一个挑战。然而，令人担忧的是，这样的状态仍然没有得到足够的理解。

情感的火花是一种基于电力的比喻。所有生命都依赖于电流：不是发电站制造的电流，而是我们所有人生存所需的那种电流。生命很可能起源于火花；有些人认为陨石、火山和闪电在进化过程中至关重要；当然，从本质上说人类也都是星尘。我们大脑中的神经元通过电化学信号进行信息传递。事实上，如果你的大脑和眼睛没有这样的电信号，你就无法阅读这句话。我们每一个细胞和动作、每一次心跳、每一次肌肉收缩、每一个想法、细胞之间的每一次交流以及任何器官的活动都需要电流。

而这需要大量的能量。Herman Pontzer 在他关于新陈代谢的书中指出，一盎司鲜活的组织所燃烧的能量是一盎司太阳能的 10000 倍！而这些能量主要是从食物和阳光中获取的：在食物方面，能量是通过所谓的"电子传递链"的方式获取的。Mary Shelley 的作品《弗兰肯斯坦》中的怪物是通电"产生火花"之后复活的，而这并非巧合。

我们可以将情感的火花和能量与毫无生气、麻木或衰颓的状态进行对比。正是能量将生命与无生气（inert）或死亡区分开来；只有生命体才能捕捉和利用能量进行自我复制，并对世界产生影响。可能和许多读者一样，我曾经看到过一个生物在某一刻还活着，但转瞬间就变成了一具无生命体征的躯壳。我试图理解生命的终结究竟意味着什么，但却一无所获。

然而，活力或充满能量的火花有多种不同的层次。有时我们需要释放更大的火花，比如逃离攻击者；而有时我们则需要放慢节奏，比如在工作了整夜后要休息的时刻。就我个人而言，我经常希望自己能更加平静和放松，但很少有人想要变得毫无生气或是缺乏能量。

当我们感到无趣、衰颓、抑制、拘谨、麻木、虚弱时，我们实际上拥有的能量减少了。这体现在我们的新陈代谢中。生病时，比如感染病毒后，我们通常会感到虚弱。动物在察觉到周遭食物不充足时，会通过减缓新陈代谢来节省能量，比如降低心率和体温。这在冬眠的物种中、在某些疾病中以及在经历过创伤后都可以看到。

我们的身体会寻求一种内稳态（homeostasis），例如，无论外面的天气如何，都要保持在一个恒定的体温；或者在需要补充水分时发出口渴的信号。节食往往不起作用的一个原因是，我们的身体保持着一个核心代谢率，所以如果我们吃得少，身体就会消耗更少的卡路里，因为身体有它们努力保持的设定值（set points）。就像我们的身体一样，我们的人格也有这样的设定值，我们不喜欢被赶出自己的舒适区。

如果一直保持警惕或一定的固执让我们感觉最安全，那么改变这种模式就会很困难。

有时我们需要找到能量来对抗我们通常的稳态设定值，这就是所谓的应变稳态（allostasis），不管这是好的压力还是坏的压力，比如逃离危险的压力，或者在健身房锻炼以增长肌肉的压力，或者敢于改变行为和情感模式的压力。此外还有一种停滞状态（stasis），这意味着缺乏变化，处于静止甚至是停滞的状态，例如我们在血液流动缓慢或是或能量不足时所见到的情形。死水一潭，没有流动，也没有生命。停滞、不流动和慢下来可以是一种有用的状态，比如，对于冬眠的动物或饥饿的人来说；但停滞并不是许多人想要陷入的状态。

我创造了"去火花（desparking）"这个比喻来理解一种特殊的停滞状态——我们能够在切断电流（de-energised）以及缺乏活力时看到这种状态。有时为了生存，我们每个人都需要保存能量，此时不得不暂时放下激情、热情、兴奋、希望或火花。当我们在遭受压力、创伤、绝望或抑郁的折磨时，这些停滞状态都是适当的反应。如果我们突然面临巨大的丧失，体验到消沉、沮丧和震惊都是正常的。健康的人和生物能够在这些状态之后相对较快地恢复到正常生活。然而，我们也可能在长时间高效率工作之后陷入这种能量匮乏的状态。我的目标是为从这种死气沉沉的状态中重燃火花（resparking）提供一条路线图。

为了安全而退缩：我的个人故事

小时候，我曾有许多难以启齿和令人讨厌/尴尬的习惯，这些习惯主要是为了封闭我的情感。其中一个习惯是吮吸校服领带，以至于它不仅摸起来不舒服，而且形状扭曲，几乎无法辨认出它原来的样子。我还习惯于不停地用手指卷绕我的头发（在我脱发之前，那时我还有一头美丽的卷发）。还有一个习惯是当别人希望我安静地坐着的时候，我却不停地晃腿。此外，我脑子里强迫性地萦绕着一首歌，这在我试图赢得越野比赛时用于忽略疼痛特别有帮助（它经常能奏效）。我也高度敏感，或者说超级敏感，一听到大的响声就会不自觉地畏缩一下，并且时刻警惕着每一个角落的危险。对我来说，强烈的情感很难控制，我需要抵御它们。进入青春期后，我通过每天读一本书来逃避荷尔蒙引起的情绪的淹没感——书越复杂、越有哲理越好。虽然这打开了我的思想和视野，但它也阻止了我去感受我无法处理的情感。

我的许多怪癖都源于我作为一个紧张的9岁小孩被送往寄宿学校时的应对方式。我的这些防御，是面对焦虑时本能的退缩反应，是试图逃避那些沉重得难以承受的情感。这样的防御使我们的肌肉乃至整个身心状态变得紧张，对他人产生戒备，缺乏信任，并放弃了希望。我在青春期时埋头读书，既是在防御那些铺天盖地的情感，但同时也在发展一种对生活的退缩态度。这很常见。我采取的防御帮我渡过了难关，但在这个过程中，我失去了火花、希望、轻松以及能量。在接下来的内容中，我们将探讨这些防御的优势和它们所带来的真实代价，以及我们可以如何重置、重启以及重燃火花。

危险的信号

当疫情暴发时，人们变得恐惧、厌恶风险，甚至反社会。这些都是对危险的适当反应。然而，在遭受威胁或受到创伤之后，我们很难判断何时走出我们的"保护壳"才是安全的。恐惧和焦虑是不容易摆脱的，它们可能会成为我们长期陷入的状态。

当危险逼近时，我们倾向于变得安静甚至静止。大多数哺乳动物在面对捕食者时会麻木并"装死"。甚至细菌在受到威胁时也会变得不活跃——例如，它们在面对抗生素攻击时会进入休眠状态，而在危险过去后"重新启动"并再次活跃起来。我们的线粒体是一种微小细胞器，带有自己的DNA，存在于每个生物体内，它是我们主要的能量来源。但在面对毒素、细菌或病毒等威胁时，我们的线粒体就会立即停止能量生产，并向其他细胞发出危险信号。

如果感觉到危险，细胞将停止发出信号并安静下来。大多数动物会选择逃离，或是偶尔选择战斗。如果这些策略都失败了，一个相当普遍的生存机制就是安静下来，渐渐静止，甚至麻木。在对心理和生理压力的反应中，可以看到类似的代谢减缓和安静过程，这会导致能量生产降低以及细胞之间的交流减少。关键在于识别何时危险已经过去，何时可以安全重启，重新激活并再次产生火花。

在这些章节中，我描述了多年来在我的来访者身上所看到的更为极端的"无火花"状态，同时也讨论了我们大多数人有时会采用的较为温和的"去火花"的应对机制，我们可以较轻松地进入和退出这些状态，而不会产生太坏的影响。

去火花的状态很早就开始了。小婴儿会感到不知所措，比如被独自留下太久时，他们会试图通过盯着灯泡、自我抚摸或收紧肌肉来控制自己。这些策略可以暂时缓解那些淹没性的体验，当情况好转时（比如母亲回来拥抱他们），他们会感觉好一些，然后可以放下这些策略。然而，在更极端的情况下会大不相同，比如被严重忽视的孤儿，他们可能在自我封闭隔离后永远无法恢复有爱的信任或安全感，自然也就无法放弃这些防御。对于那些面对严重创伤而自我封闭的孩子来说，情况也是如此，这可能导致这种应对策略变得根深蒂固，让他们不再相信改变是可能的。

绝望感不仅存在于我们的脑海中，我们的身体也会呈现出弯腰驼背的样子，变得僵硬并失去活力。正如神经科学家Antonio Damasio所说，情绪实际上是一种身体状态，但当我们感到不知所措时，我们也会丧失感知身体何时发出威胁性情绪信号的能力。例如，我不知道我吮吸领带或晃腿与回避情绪有什么关系，我甚至都没意识到我做了这些事。

去火花的早期起源

8个月大的婴儿，如果在情感上是安全的，那么他们会认定他们所信赖的成年人（他们所依恋的对象）会在自己感到痛苦时给予安慰，基本上这个世界是安全的，也是令人愉快的。在实验中，当父母意外离开，把这样的婴儿留在一个陌生的房间时，更有安全感的婴儿会哭泣或抗议，表明他们希望得到帮助，他们感到这种可怕的遗弃不应该发生。如果测试这些婴儿的心率或皮肤电反应（出汗），我们通常会看到他们的身体警报信号飙升，只有当父母回来，婴儿的情绪得到缓解并感觉到安全时，这些信号才会迅速恢复正常。

那些父母无法承受强烈负面情绪（例如痛苦、不安或愤怒）的婴儿就没那么幸运了。这样的父母忽视了自己的负面情绪，也会回避孩子们身上出现的这类情绪。他们的婴儿很快就学会了不再表现出这些情绪，因为表达这些情绪很可能会失去父母的认可。当他们的父母离开同一个陌生的房间时，婴儿似乎并不在意，就好像没有受到打扰。然而，当我们做同样的生理测试，比如观察他们的心率和皮肤电反应，令人惊讶的是，这些婴儿表现出与更有安全感的婴儿相同的痛苦信号。那么发生了什么？当他们的身体发出痛苦的信号时，他们却无法表达自己的不安，更重要的是，他们甚至无法意识到自己身体发出的痛苦信号。这些看起来"没有麻

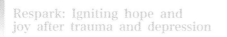
烦"甚至"快乐"的婴儿，实际上已经自我封闭，进入了去火花的状态，丧失了对自身痛苦信号的感知。

在这里，我们看到了一种体验上的分化，一种解离。它带来的好处是避免了父母的拒绝，然而代价是没有学会如何识别自己的身体信号（比如痛苦、恐惧或不安），也不知道这些身体状态表达的情绪是能够被理解和应对的。这是一种切断连接、停止传递信号的模式。电路只有在连接良好的情况下才能工作。无论是分子之间、身体各系统之间还是人与人之间，连接都是能量与火花的核心。当危险逼近时，我们看到的却是相反的情形：自我封闭以对抗恐惧，停止发送信号，通常表现出麻木、动弹不得（freezing），与他人甚至与自己断开了连接。

我们应该担心去火花吗

感觉到去火花（desparked）以及自我封闭很少伴随着轻松、充实和愉悦的生活。我们会将很多注意力放在那些易怒的、好斗的、脾气暴躁的人身上，那些爱打架和行为不端的孩子，以及那些性格暴躁、反复无常、不断刷存在感的成年人。这些人"就在我们面前"，几乎无法被忽视。然而，那些更加安静和缺乏能量的人反而极少引发别人的关注，尽管他们的预后更差，实际上需要更多的关注。

我们很多人还会感觉到火花过剩（over-sparked），难以冷静下来或找到内心的宁静，情绪很容易被激发和唤醒。在这种状态下，许多人会寻求帮助，比如练习正念；我们渴望获得更多的宁静和放松。但那些处于去火花状态的人却不是这样，他们本来就很安静，往往被过度约束，他们需要的是相反的东西：一种引发火花、带来生机和松弛下来的方式。那些处于这种状态的人已经失去了自己的魅力、能量、生命力和激情，甚至可悲的是，有些人从未获得过，也就无所谓失去。

在生命状态从有活力（alive）到没有活力（not-alive）的连续谱上，去火花状态代表着更少的活力。冬眠的动物变得静止是为了熬过寒冬，遭遇创伤的个体则是要躲避捕食者的威胁，细菌和我们的线粒体即是如此。然而，我们并不真的只想"熬过"生活：我们想要带着火花、激情和能量充实地生活。

我对这种精神状态着迷是有个人原因的，因为我年轻的时候经常处于这种状态，非常渴望在那时有人向我伸出援手。长时间面对电脑屏幕或沉迷于一些事物是我应对淹没感和不敢充分生活的众多方式之一。一直以来，在自我和他人身上找到对这些状态的怜悯以及理解这些状态为什么会出现以及如何提供帮助，都是一个巨大的挑战。

这些症状最初是作为应对策略出现的，它们是帮助我们度过那些艰难时刻的方式。虽然我们需要尊重它们最初的功能或目的，但是人们可能会"卡"在这种状态里，而我们需要学习如何重置和重新启动以恢复健康。这包括挑战防御性状态的说辞，这些说辞告诉我们，拿希望冒险、寻求连接、敢于改变是没有意义的。如果要实现真正的转变，我们需要谨慎行事，但同样需要勇气。

本书内容框架

接下来的章节汇集了我几十年来的探索，试图弄清楚人们是如何且为什么会变得衰颓，以及激发火花的最佳方法是什么。在第二章中，我概述了一些关键的比喻和概念，用以理解这些状态。其核心是一个模型、一个序列。首先，我们必须确保人们感到安全，这主要是通过发展具有信任感的人际关系来实现的。本书接下来的三个部分展示了实现这一目标的步骤，每个部分都概述了一种特定的衰颓形式，并探讨了哪些因素是有帮助的以及原因，同时用两个极端的（例如创伤和忽视）例子以及我们任何人都可能经历的更常见的状态来加以说明。

在第二部分的开篇，即第三章里，我研究了我称之为"去火花"的状态，讲述创伤和诱发恐惧的经历是如何使曾经有过火花的人失去火花的。我呈现了创伤是如何导致人们看起来面无表情，缺乏能量或动力，时常眼神呆滞，长期缺乏情感上的舒适与活力。我研究了如何帮助人们从这些状态中恢复过来，首先是确保足够的安全，让危险信号关闭，从而使得人们可以待在自己的身体内安全地生活。在这样的"安全"获得之后，重燃才可能发生。在第四章中，我描述了所谓的"习得性无助"，它更像是抑郁，对事情会顺利进行感到希望渺茫。我们每个人有时都有这样的感觉，但当可怕的经历很早就发生并持续存在时，情况就会更糟，这种感觉会导致一种放弃的心态，通常表现为低头垂眼、无精打采、目光回避或是萎靡的身体姿势。本章展示了如何从无望的状态恢复到具有健康的活力与潜能的状态。在第五章中，我通过一个案例研究来概述一个人从创伤中真正充满希望地恢复过来所需的步骤，并阐明了如何从创伤走向火花。

第三部分有所不同，关注的是我称之为"无火花的状态"——换句话说，就是那些不幸从来没有过引发火花的经历的人。我从第六章开始讨论严重的忽视（neglect）。这些案例虽然难以想象，但却突出了缺乏良好的、充满爱意的早期经历对生活的限制作用。这种忽视可能意味着生命中从未得到充满爱意的关注从而激发出火花，它让这些遭遇者变得木讷、毫无生气，对自己或他人的情感世界几乎没有兴趣。最典型的例子是那些不幸在极度剥夺的孤儿院里长大的儿童，我描述了一个这样的孩子的重生之旅。在第七章中，我讲述了另一个康复的故事，一个人遭遇了被忽视和创伤的早期经历，导致了他戏剧性地逃避生活。这一章阐述了人际关系在重获希望和火花的过程中的重要性。

在第八章中，我通过讲述一个临床故事，探究了孤独症谱系中常见的特征，以及这些特征与其他去火花和无火花状态之间的一些相似之处。我阐述了典型的保护策略和各种用于逃离淹没感的方式。孤独症现在被认为是一个谱系，因为我们每个人都或多或少地具有一些这样的特征。我们大多数人都能够认识到我所描述的那些防御策略，而这些策略也常常被那些我们认为是神经典型（neurotypical）的人群所使用。

我在第四部分描述了我称之为"伪火花（mis-sparking）"的状态，这个状态是指我们可以进入有能量的状态，但是这种能量却是以无益或不恰当的方式点燃的，并且有短路的危险。在第九章和第十章中，我观察到有些人陷入一种日益普遍但却令人担忧的状态，即精神成瘾状态，例如他们沉迷于电子游戏或色情作品。我描述了这种成瘾的特质通常起源于人们试图逃离内心的死寂感，并转向成瘾物所提供的虚假生命活力的诱惑。成瘾，并不是走向健康的火花，而更像是一个急需维修的发动机中火花塞的错误点火。第十章举例说明在疫情期间人们为了摆脱那种死寂感而转向成瘾行为，以及这种隔离的经历如何加剧了成瘾行为的风险。

在第十一章里，我们遇到了另一种形式的"伪火花"和虚假的活力，它掩盖了一种内在的死亡，我称之为"头脑养育（mind-parenting）"。如果我们在早年没有父母或其他可以安全依赖的人，我们可能会过早地学会自立。本章中描述的人群用他们聪明敏捷的头脑来保持自己的完整性。通常他们的思维令人眼花缭乱，甚至才华横溢，但这是一种表面上的闪耀，就像那些闪亮的装饰和表面的光泽。尽管他们的身体看起来精力充沛，但内心却是死寂和单调的，他们试图通过让自己的大脑沉溺于忙碌活跃的状态来逃避这种内心的感觉。在这种"伪火花"的案例中，我们可以看到那些人们试图要逃避的内在死寂感，实际上却是他们需要直面的。这些故事展示了这些痛苦的感觉能被承受时，生命便会在希望中变得更加丰盈。

最后一章总结了本书的主题。我区分了两种截然不同的静止不动状态（immobilisation）：一种是令人担忧的静止，常见于创伤引起的自我封闭或忽视；另一种是健康的静止，包括慵懒。树懒拥有一个让人羡慕不已的神经系统，因为对于像我这样躁狂的人来说很难学会放松。我试着思考，什么时候我们应该担心这种倦怠的状态，什么时候又应该将其视为值得追求的东西！

贯穿全书，我的主要目标是阐述原本有益的应对机制如何变成压垮生活、浇灭激情和希望的方式。我展示了究竟如何才能触及内在的生命力，并找到勇气来释放出更多所需的能量，进而让我们拥有更为充实的生活。

想要理解和帮助自己或他人，不仅需要一系列技能，还要有踏上一段旅程的意愿——一段我们必须足够适合才能驾驭的旅程。我们不可能不经过训练就去跑马拉松，而一段沉浸式的、无火花状态的旅程像是一场情感马拉松，有时也会让人筋疲力尽。我们需要训练自己在与自己和他人相处时情感在场的能力，学会解读状态转化的微妙特征，并准备好去捕捉潜在的促进成长与改变的因子。

这需要我们准备好全身心地投入到困难的经历体验之中。对我们中的一些人来说，这种不适可能是要向自己或他人袒露内心深处的痛苦；对另一些人而言，这种不适则是要去耐受令人不安的困惑；还有一些人（包括我在内），他们的不适则是敢于抱有希望与乐观；而对于另外一些人（当然还是包括我！）来说，不适则意味着敢于拥抱力量、攻击性和权力。我们都有望而却步的地方，然而唯有它们被欣然接受时才能促进成长。

将本书教授的经验付诸实践，关键在于培养一种细致入微的能力，通过成为我所说的"神经系统耳语者"来解读和引导神经系统。这意味着我们要对身体有更多的觉察，能够留意到自己和他人在身体姿势、呼吸、肌肉紧张度、情绪和肤色等方面的细微变化。我也相信这需要我们自己的身体练习。对我来说，这些练习包括瑜伽、冥想、力量训练、跑步，以及我最大的挑战——学会放慢节奏，享受宁静时刻！

最后，正如我在《养育孩子》中所写的，我的第一位导师Dennis Hyde 提到的，陷入情感问题就像被困在黑暗的沟渠般难以摆脱。我们需要向沟渠里的受难者伸出援手（包括我们自己遭遇苦难的那一部分），然而我们既不能停留在那里，那样我们都有深陷其中的危险，也不要高高在上冷漠地挥手示意。我们需要一只脚踩进沟渠里，另一只脚则稳稳地踩在河岸上，带着一种信念伸出强有力的手，传递出这样一个信息，即相信我们能够在沟渠之外体验到生命的活力。无火花的沟渠有不同的形状和深度，因而我们在如何锚定我们与自己或我们与他人的特定沟渠所处的位置将会有所不同。我们必须学会如何调整身体的角度与视线，调整我们的声音，建构我们话语，调节情绪电荷，所有这些都是为了找到最好的方式来帮助我们达到这样的状态。如何做到这一点，让我们能够重燃于无火花之中，就是接下来本书要讨论的主题。

第二章

包罗万象的观点与反复出现的隐喻

我整合了一些观点和隐喻——有些是新的，有些则借鉴自他人，从而形成了一个关于我称之为"去火花（desparking）"的理论，它解释了缺乏火花是什么，以及我们如何帮助人们从这些状态中走出来。

火花是本书的核心隐喻。我们需要重燃火花，以便从麻木、无生气、迟钝和死寂——去火花（desparked）甚至更糟的无火花（unsparked）（火花从未迸发过）状态中恢复过来。我们还可以看到伪火花（mis-sparking），即存在许多嘈杂、狂躁的错误放电（misfiring）。与他人建立良好的情感连接是产生轻松、活力、自信和热情的基础。所有的火花都需要连接，无论是物理上的，如电路或神经元与突触之间的连接，还是心理上的，如身体能量系统之间的连接。最核心的是人际情感关系的火花。婴儿的第一个欲望的客体通常是父母，从出生起，婴儿就被驱使着去建立连接。当连接建立失败时，比如发生了情感忽视或创伤，连接就会关闭，随着防御的建立，火花也会减弱。

因此，第二个比喻是**危险信号**（danger signalling），它
会带来防御（defences）的建立。当危险逼近时，无论是转
身离开、逃跑、战斗还是麻木，采取防御措施都是有意义
的。防御可以是身体上的，比如面对侵略者时抖擞精神、保
持警惕，或者面对捕食者时的麻木。防御也可以是心理上
的，比如我们排斥那些不被认可、不受欢迎的想法和感受。

在城堡里，人们可能会拉起吊桥以阻隔危险，断连
（disconnecting）是基于安全考虑。同样地，当感受到威胁
时，我们会关闭与他人的连接，变得警惕，产生"不安"。
这种静止和断连甚至发生在细胞水平上。当我们的线粒
体——细胞的能量发电站——感受到威胁时，它们会停止产
生能量并发出危险信号，这样身体内细胞和器官之间的许多
交流就停止了。这就是Robert Naviaux 所说的细胞危险反应
（cell danger response）❶，它在机体抵御毒素或寄生虫等威
胁，以及心理创伤时都会发生。

创伤后，我们的大脑和神经系统都会对危险保持警惕。

---

❶ 译者注：细胞危险反应（cell danger response，CDR），是细胞对感知到的
威胁做出的适应性反应。当细胞受到损伤、感染或其他危险信号时，细胞会通
过调节其代谢、免疫和炎症等机制来做出反应，以保护自身并恢复稳态。

像大多数有机体一样，人类从经验中学习，这种学习深深根植于我们的心智、身体甚至细胞中。这就引出了下一个隐喻，即**先验**和**预测**。我们以往的经历会产生在无意识中形成的期望或预测。我们的大脑和身体不断地感知我们周边的环境，并判断是否存在危险或是否安全，我们是该严阵以待还是该放轻松。每一刻我们都带着一生所得的学习和期望，也就是神经学家Karl Friston所说的"先验知识（priors）"，这些知识就像是我们解读世界并决定在当前如何应对的棱镜。

例如，我曾与之工作过的一个男孩，在被收养之前，他同他那暴力、可怕且反复无常的亲生父母一同生活。他的"先验知识"包括：不能信任任何成年人；大的响声意味着危险。事实上，他的先验知识意味着他经常犯我们所说的预测错误（prediction errors），比如错误地预测他善良的新养父会暴力对待他。我们都会犯预测错误，比如把小树枝误认为是蛇，或者错误地在一个人脸上看到了咆哮。这样的预测存在于无意识之中，它可以被意识到并被理解，从而失去原本的控制力。那个被收养的男孩没有将他新妈妈的善良识别为善良，也没有将他养父的开怀大笑视为大度。学会相信善良或大方慷慨，需要他对自己的信念体系和传递威胁信号的神经系统进行重大的再调整。

当威胁逼近时，我们会变得"沉默寡言／自我关闭"，并在自己和潜在危险之间筑起一道屏障。甚至植物也会这样做——例如，含羞草在感受到潜在的危险刺激时，会合上它的叶子。但生物和心理系统可能会卡在这样的危险反应中，不知道威胁已经过去，就像入侵者走了很久之后警钟还在大声长鸣一样。

我接下来的隐喻是**安全化**（safening）、**重置**（resetting）和**重启**（rebooting）。无论是在疾病中，如病毒感染后遗症，或毒素或霉菌暴露，还是心理创伤或忽视，只有当我们的身体或神经系统能够相信降低警报信号是安全的时候，我们才能获得治愈。在自身免疫性疾病中，炎症细胞因子可能会继续对抗已经不存在的威胁。同样，在创伤之后，像那个被收养的男孩那样的人不相信信任、放松是安全的，不会去享受轻松、愉悦以及闪耀的火花，而这一切我却如此希望他能感受得到。

当警报信号被以不适当的方式触发时，人们需要采取我所称之为"**安全化**"的措施：创造一个安全氛围，让危险信号得以关闭。如果没有这些措施，我们就无法接触到外界的任何美好，就像合上叶子的含羞草无法接收到阳光带来的生命能量。如果我因为恐惧而关闭情感，就像那个被收养的男孩在经历创伤后所做的那样，我可能会在眼前的威胁中幸存下来，然而在这种封闭的状态下，我却无法吸收可以帮助我生长和繁盛的具有情感支持的"阳光"。

温暖的光芒，如爱、共情、怜悯以及情感连接促进了安全化过程，最终使我们能够对经历（experience）说"是"，而不是"不"。当我们感到安全时，我们的神经系统就会放松，这种放松让我们有可能进行**重置**——类似于人生病后恢复需要一个治愈周期。这个过程就像经历一个健康的冬眠，希望能够补充，恢复健康和放松的状态，从而使得我称之为"**重启**"的过程成为可能，带着能量重新投入生活。

当受到威胁时，许多我们在感觉安全时活跃的生理过程会被关闭。要从创伤、解离、麻木和忽视中获得治愈，需要具有快速接收我们自己和他人的神经系统发出的信号的能力。我把这种现象称为"**神经系统的耳语**（nervous-system whispering）"，它能帮助我们判断自己或他人是准备好了被触发火花，还是已经不堪重负，需要一些帮助来强化安全感。

当我们的神经系统感到安全时，我们的心率会降低，肌肉会放松，心率变异性（心跳间隔的微小变化）也会更加健康，我们会呼吸得更深，大脑中与反思、共情和复杂思考相关的回路也更活跃，尤其是前额叶皮质区域。当威胁出现时，生存优先于放松，我们的压力系统被激活，进而进入到生存模式，心率加快，肾上腺素和皮质醇被释放，肌肉紧张。此时与威胁感相关的脑通路（包括我们的杏仁核）处于高度戒备状态，中脑导水管周围灰质（periaqueductal grey）触发了快速的生存反应，包括为阿片类药物镇痛做好准备——换句话说，就是麻木。

只有在这些危险信号关闭之后，我们才能再次在身体层面体验到信任和安全，我们才能被治愈，重启情感，并点燃火花。为了拥有热情和健康的火花，自信地进入这个世界，我们需要一些内在的东西来触发希望。为了描述这一点，我使用了"**内在生命给予者**（internal lifegiver）"一词，这是精神分析师Neville Symington提出的一个概念，指的是自我中无意识的一面，即欲望和勇气，也是一种内在父母激励的声音，使我们能够冒险改变并保持乐观。

这种内在生命给予者只有在我们感觉安全时才会出现并

发挥作用；它可以帮助我们满怀希望地去行动，促进 Joan Halifax 所说的"坚强的脊背、温柔的胸膛和狂野的心灵"的发展。在"去火花"的状态，情况恰恰相反：松软无力、缺乏胆量、死气沉沉、缺乏活力。如果我们感觉到有人"支持我们"，我们就可以充满信心地向前迈进。衰颓的状态通常可以从身体姿势和肌肉状态看出来，比如驼背或身体收缩，而情绪健康则表现为面向外界，对经验持开放态度，而不是封闭于可能性之外。

火花重燃的核心是健康的张力。当我过于精神紧绷或紧张不安时，我无法接受善良，但当我沉闷和缺乏活力时也同样无法做到。更确切地说，我们想要足够的肌肉和灵活的适应性，一个坚实的脊梁与一颗开放的心——事实上，也是狂野的心。激发火花需要一定程度的野性！

这种疗愈、安全化和火花几乎全部植根于良好的情感连接，在这种连接中，神经系统总在相互交流。扫描显示，当母亲和婴儿在享受彼此亲密的依偎时，他们的脑电波、心跳是同步的，这是最健康的能量电连接；这种同步我们也可以在合唱团中一起唱歌的人身上看到，在良好的师生关系或治疗师与来访者关系中也是如此，这些情况总会导致压力相关激素的降低和让人感觉良好的神经递质（如催产素）的增加。

因此，我们在身体和细胞层面上产生共鸣并彼此影响。正如我在前面提到的，热情是有感染力的，但同样地，沉闷也是如此。一个人既可以让另一个人重燃火花，也可以让他去火花。要成为神经系统耳语者，我们需要对身体状态（包括我们自己的身体状态）有细致入微的敏感性，例如，一个人喉咙发紧意味着他们需要安全化，或者当身体紧绷时意味着他们已经准备好拥抱强烈的情感和火花。

拥有温柔的外表和狂野的内心的"Yes"，也可以是在面对恐惧和困境时的"Yes"。如果我害怕跳入水中（我确实害怕！），我可以随心所欲地分析它，但最终我还是需要信赖一个内在的生命给予者来帮助我找到勇气（狂野的心）来面对我的恐惧，勇敢一跃，"冒险尝试"。这样的学习存在于我们的身体和细胞内，而不是在我们的头脑里。

我的最后一个隐喻是一个**宽敞的容器**，这个隐喻来自精神分析师 Wilfred Bion 的作品。在涵容（containment）中，我们不是关闭和回避一种体验，而是接纳它，处理、消化并对其解毒（detoxify），这样它就失去了它的危险性。当有人在至暗时刻给予我们关怀时，就会发生这种状况。这样的容器之所以是宽敞的，是因为它有可以处理和代谢这些体验的空间，使人不至于变得不堪重负。

情绪健康需要具备一种容纳力来承受一系列的感觉状态，将自己的某些方面"融入"我们的存在中，而不是否认它们。青少年时期的我不得不否认和隐藏自己的感受，比如不安全感、脆弱、嫉妒或受伤。当我二十多岁的时候，我的第一位了解心理治疗的朋友Rachel帮我明白这些感受是可以接受的，那时我得到的缓解是显而易见的。Rachel的共情式接纳成就了一个更宽容的我，有了可以容纳嫉妒等情感的空间，从而降低了防御性的危险反应，例如对于被评价的恐惧。这让我的整个身体都放松了，呼吸也更自在了。

有时我们的危险反应不会那么容易降低。一个被极度忽视的孩子不容易敞开心扉接受爱，一个受创伤的人也无法轻易面对那些具有淹没性的情感，一个抑郁的顺从者也很难发现自己潜在的力量。要接受一个挑战我们先验观念的新现实，就需要有诗人T. S. Eliot所说的"敢于扰乱宇宙"的勇气，而这反过来又同样需要勇气。

在接下来的章节中，我们将看到一系列处于封闭状态的人，这些状态都是出于可以理解的原因而发展出来的，只有在经历了足够的安全感之后，他们才能鼓起勇气放弃它们。如果一个被收养的男孩突然信任起一个成年人，仅仅因为那个成年人认为自己是善良和有同情心的，那会是非常不明智的。防御性的吊桥和危险信号是生存机制，它们既有代价又有收益。我将讲述我们如何走出这种"去火花"的状态，并学会相信安全的可能性、体贴的关系，以及生活所带来的那些美好的、确实令人兴奋的事物。

Respark: Igniting hope
and
joy after trauma
and
depression

重燃：治愈抑郁与心理创伤的新图谱

第二部分

重燃失去的火花

第三章

在创伤和解离后重获新生

创伤

作为一个刚转入新学校的、紧张不安的7岁孩子，我还记得被一个强壮的当地孩子欺负时的那种害怕和恐惧。我受到威胁，并试图躲到任何能躲的地方——厕所、教室、棚屋，哪里都行。一位老师命令我去操场，我知道接下来会发生什么。那个小恶霸慢慢走向我，咆哮着，阴沉地看着我，高举拳头大喊我的名字。那一刻，我感到极度恐慌，双腿软得像果冻。我被恐惧牢牢钉在原地，几乎不能呼吸，胃里翻江倒海，知道自己无处可逃。当他开始打我时，我试图还击。不幸的是，我从来没有和人打过架，因此这个故事并没有一个好结局。我被踢打，在我的记忆中，周围都是嘲笑我的孩子。当这样的事情再次发生时，我的肌肉不再紧张：我变得松软无力，感到晕眩、恶心，想要小便。像我当时那样的"自我封闭（shutting down）"，是我们在面对危险时，细胞、代谢、身体和心理上对危险做出的本能反应。

我变得孤僻、内向，无法向别人倾诉。这种情况持续了数周，我还记得那种浑身发冷、无法动弹的感觉，甚至有几次被打的时候，我几乎是置身于身体之外，目睹着自己被殴打。幸运的是，随着时间的推移，那个霸凌我的人离开了学校，我也得以自我救赎。这主要是因为我擅长运动，这让我获得了一定程度的认可，甚至受到了欢迎。然而，我经常做噩梦，内心感到羞耻和恐惧。那些麻木和糟糕的记忆持续了几十年，直到多年后，我通过心理治疗才重新找回了自我。

我的那些反应，比如恐惧和无法动弹，是创伤的典型症状。在大多数危险反应中，我们会看到静止和自我封闭的状态。顾名思义，创伤是难以承受的，甚至危及生命，通常会导致麻木和安静的生存反应。其他动物，甚至是植物、细菌和线粒体，也会在面临威胁时静止不动。在人类身上，我们还能看到对痛苦感受和记忆的关闭状态。

解离（dissociative）的过程可能在生命的早期就开始了。精神分析师和婴儿研究专家Beatrice Beebe曾记录下一段视频，视频中一位有着创伤经历的母亲，对她4个月大的孩子做出咄咄逼人的面部表情，孩子随即开始畏缩。然而，就在一瞬间，这个小小的婴儿将畏缩变成了一个安抚的微笑。这个婴儿已经意识到，由于母亲自身的创伤，她无法耐受孩子的痛苦情绪。这个小婴儿已经在向她的母亲和她自己隐藏这些感受，实际上解离正在发生，而孩子甚至没有意识到自己有痛苦或恐惧的感觉。

在遭受创伤时，人们可能会变得"没脑子（thoughtless）"，陷入一种恍惚状态（昏迷），并变得失语。在面对威胁生命的事件，如被掠食者攻击时，这种情况是可以理解的。那些表现出最令人担忧症状的人，往往经历了多次早期的创伤。如果一个人持续暴露在恐怖事件中，比如经受折磨、目睹或成为暴力或性虐待的受害者，他们可能会长时间处于或濒临这种精神和身体的关闭状态。

创伤让人们对自己的核心存在感到不安，而这种情况需要特殊的帮助。如果我经历了创伤并处于解离状态，那些试图让我振奋、享受生活或变得更积极活跃的努力可能会适得其反。在经历创伤之后，我们常常会发现自己难以感知或表达情感，难以面对回忆，或对玩笑做出反应。实际上，重新焕发活力并开始体验情感本身就可能引发焦虑和恐惧，尤其是感受到的情感与重新体验创伤症状（受害者因为回避情感、自我封闭而产生的症状）相关。

不成熟的治疗

多年来，尽管我受训成为一名心理治疗师，但我并不了解创伤及其影响。因此，我犯了不少错误，采用了一些出于善意但过于天真的治疗方法，直到现在这些方法在心理治疗师中仍然被普遍使用。实际上，在20世纪70年代之前，创伤几乎没有被讨论或认识，直到近几十年，我们对此的理解才有所深入。

像许多从事助人职业的人一样，我之所以能够深刻理解他人的情感，尤其是他们的痛苦，有我个人的原因。在我的家庭中，对情绪变化高度敏感并知道如何安抚他人，对我是有帮助的。倾听、忍受不安、倾听人们痛苦的故事，都是我的强项。我后来发现，这些是成为心理治疗师的绝佳技能。在我的个人治疗中，当我的感受被倾听，那些曾被我搁置一边、令人痛苦的创伤性生活事件被处理时，我感到了极大的宽慰。当我能更加勇敢地面对这些困境时，生活也变得更加丰富多彩。大多数治疗方法都告诉我们，当痛苦的情感能被表达、得到倾听和被承受时，可以带来宽慰。然而，我很快发现，有时候这种方法并不奏效，对于处理创伤尤其如此，这让我感到在工作中力不从心。

对创伤的新理解告诉我们，为什么处理创伤时，缓慢靠近甚至绕过痛苦可能是至关重要的。首先，我们需要建立以安全为基础的情感状态，以帮助消除危险信号。受过创伤的人首先需要安全。过早地让他们面对自己的创伤，可能就像用利器戳一个未愈合的伤口，会引发再次的创伤性体验，并强化诸如解离状态和闪回等防御机制。

顾名思义，创伤是一种难以承受的痛苦。当人们经历闪回时，那些可怕的往事就像发生在眼前。这就是为什么在处理创伤时，重置、重启和安全化阶段尤为重要。这些阶段有助于塑造一个能够相信轻松、平静和信任的人格，并建立起一个稳固的内在安全基地，这个基地始终存在，使得个体能够重新面对和处理那些困难的经历。因此，许多新兴的创伤治疗的方法，比如慈悲中心疗法（Compassion Focused Therapy）或眼动脱敏和再加工（EMDR）疗法的治疗师都在花费大量精力构建"资源"：那些让人感到安全、放松和自我关怀的内心状态。这些资源可能包括呼吸技巧、想象一个安全基地或者一个可以在需要时求助的富有同情心的养育者形象。这些都是激发副交感神经系统镇静功能的方法。关键的一点是要关闭危险信号，学会信任周围环境是安全的，否则痛苦和创伤就永远无法得到处理。在重置中，我们通过安全化来关闭警报信号，从而带来轻松和信任，促使个体开放而非封闭，变得柔软而非僵硬和不信任。

逃避感受：Mendy 的故事

在我第一次见到处于青春后期的 Mendy 时，这一点很快就变得清晰起来。他作为一起恶性帮派袭击的受害者被转介过来，在那次袭击中，他的同伴被残忍地刺伤。Mendy 被转介到一个青少年心理治疗服务机构寻求帮助，而我过于乐观地认为他已经准备好谈论和处理这次袭击，并试图让这件事成为过去。

一见面，他就显得很紧张，甚至有些坐立不安。当我询问他是否愿意谈论最近发生的事情时，他变得焦躁起来，身体不自主地抽搐，额头上开始冒出汗珠，眼神空洞。我发现自己也焦虑地屏住了呼吸，大脑似乎一片空白，仿佛与他的自我封闭状态产生了共鸣，这种感觉在我后来接触其他经历过创伤的患者时一直有所体会。

我们设身处地想象一下 Mendy 所经历的事情，这是很有意义的。他遭受了极其严重的殴打，而自己无力援助朋友的事实更增添了他的痛苦。他对那次事件几乎没有记忆，这在创伤后很常见。他进入了一种麻木状态，这种状态有时被误称为"冻结反应（freeze response）"——一种在面对生命威胁和难以忍受的痛苦时使用的古老防御机制。在这种状态下，人们变得麻木，身体会释放出有镇痛效果的阿片样物质来减轻痛苦，呼吸变得浅而短促，心率显著下降——这种现象称为心动过缓。我们甚至会觉得自己已经离开了身体，许多性虐待的受害者描述说，他们是从上方俯瞰自己被虐待的。

这种自我封闭状态（shut-down）与细胞的危险反应很相似。在这种状态下，体温下降，发声停止，还会出现强直静止状态（tonic immobility）❶，这是一种类似瘫痪的状态。其他症状还包括瞳孔放大和出汗。当然，看起来像死了的样子可以增加生存的机会，因为大多数捕食者不会冒险去吃可能有毒的东西。

---

❶ 译者注：也称"不动反应"。动物防御行为的一种。从节肢动物到人类都可发生。表现为惊呆。

在出现这种极端反应之前，我们很可能会先看到冻结（freeze），这是一种更加警觉的状态。在冻结状态下，我们处于戒备状态，有时神经紧绷，并保留着战斗或逃跑的选择。在冻结状态下，尽管我们的身体保持不动，心率会有所下降，但很可能我们正在对环境进行定向和扫描，下意识地接收即刻的危险信号，准备采取积极行动确保自己的安全。如果这个过程失败了，我们就会进入下一个阶段，即从僵住状态变为强直静止状态。

上面的内容可以描述 Mendy 的经历。当他遭到那伙年轻人的袭击时，他意识到自己无法反击，甚至无法逃跑，因此陷入了无助的境地，只剩下麻木或瘫倒作为最后的应对手段。在逃跑时，一个人至少还保留了一些控制权；逃跑是有活力的，需要采取行动并怀有希望，战斗反应更是如此。但这些选择对 Mendy 来说并不存在。

事实上，Mendy 本来就有麻木的倾向。他的父亲对他的母亲、兄弟姐妹和他本人都有暴力行为，这让他从小就是一个胆小、内向的孩子。可能他的攻击者下意识地从他的步态中捕捉到了他潜在的受害者身份，研究表明施暴者能够感知到这些信号。Mendy 从骨子里知道什么是自我封闭、畏惧和惊恐，但他对与之相反的东西却缺乏身体感知，不知道掌控自己的命运、战斗、拥有真正的力量或主动权是什么感觉。

当我天真地询问Mendy发生了什么时，他变得焦躁不安，但随后又变得退缩，他的步伐变得机械，显示出进入强直性昏厥症（catalepsy）的迹象，这是一种类似于紧张性精神病的静止状态。他承认自己经常被闪回所折磨，这让他连离开家都感到不安。

这种麻木虽然是一种合理的适应策略，但它并非没有代价。Mendy心率缓慢，表现出顺从或"死寂"的状态，这些是一种有益的防御机制。甚至他的解离也有助于将他从具有淹没性的想法和感觉中解脱出来。他的身体和神经系统认为威胁仍然存在，这样的信念不会因为一个不成熟的治疗师说"谈论创伤是有帮助的"而改变。我花了很多年才学会如何谨慎地处理创伤问题，但我还是经常天真地犯错，让事情变得更糟。

Mendy的状态不是过于松垮无力，就是过于紧张，鲜少能在二者间找到平衡。他的动作缺乏流畅与自然；他始终处于高度警觉状态，时刻准备着应对危险——鉴于他的过往经历，这完全可以理解。他的呼吸很浅，难以感受到真正的放松，他的所有精力都用于自我保护式的回避和自我关闭，而不是去面对真实的体验。对于 Mendy 来说，生活和活力变成了令人恐惧的事物，而他的记忆则充满了创伤。他最迫切需要的是获得安全感，以帮助他找回内心的平静，减轻他的细胞危险反应。

Mendy 创伤性的经历加上童年遭受的暴力，导致他出现了典型的解离症状。解离后的不真实感通常有两种形式，有时被视为一种综合征，即 DPDR（depersonalisation and derealisation），意为人格解体和现实感丧失障碍。人格解体（DP）指的是个体感觉自己与自身分离，像是在电影中看自己。这也许是为何电影《楚门的世界》能触动许多人心弦的原因。在人格解体中，人们与自己的身体感觉脱节，也无法感受到情感；他们可能会觉得自己像机器人一样，思维模糊不清，就好像被棉花包裹着。

现实感丧失障碍（DR）与人格解体类似，但这类患者感觉到的外部世界，包括其他人，都显得不真实。Mendy 形容自己仿佛隔着一层面纱或玻璃墙在观察周遭的人和事。有时患者对周围环境的感知会异常敏锐，对物体的大小、远近有一种扭曲的认知。这种感知的扭曲可能在创伤事件中有所帮助。例如，如果有人拿着刀向你冲过来，你会对那把刀非常警觉，它在你的视野中显得格外大，但其他物体则不会。然而，矛盾的是，事物也可能因此显得模糊不清、缺乏色彩。这可能和个体需要与创伤经历保持距离有关，情感的色调和色彩需要被消除。

在Mendy顺从的微笑背后，藏着深深的麻木。老师们对他感到很无奈，在学校，他因为固执、注意力不集中而成为众矢之的，还被嘲笑为无聊透顶。Mendy经常显得"心不在焉"，我在与他相处时也能感觉到一种不在场的恍惚感。当遭受来自父亲或是攻击者的殴打时，感觉不到自己身体的存在可能是一种自我保护。与DPDR患者工作是困难的，部分原因是患者意识到有些事情不对劲，这让他们也感到绝望。DPDR不是通过更努力尝试就能改变的。一个人不能强迫自己感受到真实！

改变是缓慢而循序渐进的，需要遵循一定的所谓操作步骤和顺序。Mendy首先需要感到安全；我们需要降低那些危险信号，而这绝非易事——作为保护而形成的防御机制很难轻易被放弃。我们必须成为"神经系统耳语者"来安抚过度警觉的神经系统，帮助它相信真正的威胁已不复存在。只有这样，我们才能有一种从身体中知晓的平静，这不是通过认知上的说服或努力获得的，而是一种几乎深入到细胞层面的内在体验。

我深刻认识到，无论是在家中、工作场所还是治疗空间，为受创伤者创造一个尽可能安全且无刺激的环境都是至关重要的。如果我们做不到这一点，任何积极的改变都会付之东流。在与 Mendy 的互动中，我从一个经典的活动开始：定向（orienting）——也就是说，在我的支持下，他仔细观察房间四周，检查和熟悉空间。定向是我们经常在最初的冻结反应中观察到的行为；这是一种准备性的反应，在这种反应中，个体的心率会下降，并感到拥有一定程度的控制感和决策的可能性。

在此基础上，我们可以继续帮助 Mendy 在他的身体里感觉到更安全。实现这一目标的方法多种多样，没有一成不变的规则，因为每个人的情况都不一样。我通常会引导来访者从深呼吸开始。然而，这个方法对 Mendy 来说并不奏效，反而让他更加焦虑。因此，我尝试了其他技术，比如引导他回想那些曾让他感到安全的时刻和地点，并探索那些与安全感相关的身体感受，如肌肉的放松和胸腔中温暖的感觉。他想起了一个和蔼可亲的女邻居，她曾让他从愤怒的父亲那里暂时得到喘息。我鼓励他回想和她在一起的感觉，探索他如何记忆她所提供的安全感，以及当她展现善意时他的内心感受。这基本上是在构建记忆，塑造一种新的、能够感受到安全的体验。他发现想象这样一位富有同情心的人物的存在，对他来说是有帮助的且令他安心的，这可能得益于他与我在一起时所感受到的安全感。这样的富有同情心的形象可以是曾经认识的人，也可以是宗教人物，甚至是深爱的宠物。Mendy还选择了 Nelson Mandela，当他在心中构想 Mandela 时，他感到更加平静和安全。他在卧室里挂上了 Mandela 的画像，每当需要平静时，他就会去看那幅画，从中获得安宁。

尽管 Mendy 在进行呼吸练习时会有触发反应，但我可以逐渐引导他接触身体的基本感觉，例如他的脚踩在地面上或是臀部坐在椅子上的感觉。在此基础上，我们可以转向身体扫描技巧，比如感知手指或脚趾、血流的脉动、对疼痛的觉察、呼吸在胸腔内流动的感觉。这些都是帮助他变得更为坚实，学习如何能更好地待在当下并感觉安全。我们必须谨慎行事，因为对 Mendy 和其他许多人来说，感知身体可能是危险的。

安全感一旦建立，其他变化就可以随之而来，比如更深的呼吸、放松的时刻以及增强的信任感。信任感和轻松感的增强，以及安全地体验身体感觉，是构建处理创伤能力的前提。我常将这一过程比喻为手指在冻僵后解冻的体验。解冻时可能会感到刺痛和不适，我们可能会感到抗拒，但我们知道最终会好起来。从创伤中解冻非常需要循序渐进。

慢慢地，Mendy开始使用这些干预措施，他最终能够走出家门，去商店或者工作场所，并感到更加自信，不那么恐惧了。现在，当意识到自己的不安被触发时，他能够注意到自己呼吸加快，胸口发紧，然后他能够通过一些方法，比如感受脚掌与地面的接触或观察其他身体感觉，来慢慢调整自己。他的身体感知能力不断增强，这成为真正的转折点。通过观察自己的脉搏跳动、肌肉紧张，以及意识到自己何时产生逃避的冲动，他能够慢慢解冻自己的DPDR症状。他可以更专注于感受自己的经历，包括创伤的记忆以及由此带来的身体感觉。这让他有信心带着更多的希望、更少的恐惧和紧缩走向世界，并增强了他对自己是安全的并可以成为生活的积极参与者的信念。

总结

在本章中，我描述了当人们面对压倒性的恐怖经历时，需要停止感受和进入解离，并产生不幸的后遗症，即变得麻木和失去火花。选择麻木而非感受或记忆，可以帮助人们熬过可怕的经历，然而这是有代价的。我们需要以极大的尊重来对待解离和DPDR等症状：它们不能被简单地压制或强行克服。对于经历过创伤的人来说，情感的火花闪动可能会让他们感受到威胁。我们需要谨慎行事，帮助他们相信可以再次可控地感受生活中的情感。

我和Mendy的很多工作就是慢慢地减少危险信号，建立信任安全，并让他明白，危险并不像他的身体认为的那样仍然存在。我们需要为真正健康的充电创造条件，同时避免短路、过热和停机。在重置、重启和降低危险信号之后，就有了提升能量、激发生命力的可能性。在接下来的章节中，我们将看到在安全化之后，如何安全、健康地注入火花，让人们更充分地拥抱生活。

第四章

进发火花的成熟时机

在抑郁和习得性无助之后激发火花

能量，或者缺乏能量，是本书的核心主题。许多人缺乏火花、能量、生命力或弗洛伊德所说的力比多（libido）。对一些人来说，那种火花从未进发，而对另一些人来说，火花则被压抑或熄灭了，活力需要被释放出来。

去火花的过程可能以一种微妙的方式发生，例如，某些情感因为被认为不可接受而被压抑。就好像在我的家庭里，表达嫉妒、愤怒或竞争的情绪是不被允许的。但是压抑情感会让能量堵塞，而不是自由流动。我们已经看到，这种情感压抑可能从儿童很小的时候就开始了。那些无法忍受孩子痛苦的父母，他们的婴儿学会了抑制自己表达痛苦，甚至不知道自己有这种感觉。这种行为背后的根源是一种恐惧，比如害怕失去父母的认可或爱，而这是孩子们无法承受的。

父母和社会的期望，也就是弗洛伊德所说的"超我"，是压抑欲望、思想和情感的机制。这些欲望、思想和情感是我们所依赖的人所不能接受的。这可能会让人们在某种冲动（如被禁忌的性欲）和否认它之间产生冲突，而这种冲突本身就能引发焦虑并导致去火花。

举个例子，我记得大约30年前，我参加了一个治疗小组，当时，一位女士（后来成为我的重要同事）诉说了她曾遭受建筑工人口哨声的骚扰，那种行为让她感到受到性骚扰。我为她感到难过——现在也是，我为被这样搭讪的女性感到难过。同时，我也立刻感到了内疚。事实上，我甚至因为自己身为男性拥有性欲而感到不安，因为性欲望的表达可能会给他人带来痛苦。我和另外两位男性静静地坐着，沉默不语，面露羞愧，而其他的女性则在支持着我的同事。随后，小组中的第四个男士对讨论的氛围表达了不满，他直截了当地说，虽然他不想让任何人难过，但他希望自己对有性欲望感到正常，而不是为此感到羞耻。一些女性表示，听到这样的话对她们很有帮助，并表达了她们所经历的困境：她们希望得到欣赏，获得关注，但同时也不想感觉受到骚扰。我感到如释重负，但同时也感到有些愚蠢，我意识到羞耻感和负罪感是如何阻碍着我接受自己真实的感受。

羞耻感会通过身体反应体现出来，如脸红或者羞愧的神情。如果我担心被人指责，或者更糟的是，被殴打或被攻击，那么我可能会表现出一种顺从的态度。进化论描述了一种社会等级制度，在这种制度中，地位较低的动物服从于地位较高的动物。这种顺从既是生理上的，也是心理上的。在动物界，这可能表现为仰面躺下，露出腹部；而在人类社会中，这可能表现为让自己变得更小一些，比如耷拉着身体或坐低一点。

Martin Seligman所说的习得性无助（learned helplessness）是一个关于恐惧的更极端的例子。在一些相当残忍的实验中，实验者给狗施加电击，其中一些狗能够通过按下控制杆来终止电击，而另一些狗则没有这样的机会。那些无法控制局面的狗，即使在有可能逃脱时也不会这样做。实际上，它们的"习得性无助"变成了一种性格特征，这些狗变得恐惧和绝望，并表现出与人类的抑郁和焦虑非常类似的症状。在我工作中遇到的许多人，可以说正是被恐惧和对命运的无能为力击垮了精神。

精神病学家Viktor Frankl本人曾是奥斯维辛集中营的囚犯。他报告说，许多集中营幸存者在获得解放后，最初会走出大门，但随后又返回，躺在集中营的界线以内。他们无法相信自由真的就在自己的手中。这就像我们在许多遭受创伤的人身上看到的那样，他们在面对暴力或虐待时不进行反抗，而是展现出一种放弃和绝望的姿态。这包括那些遭受性侵、家庭暴力或种族暴力的儿童或成人，他们对于自己的遭遇过于逆来顺受。

我们所有人都会出于焦虑、恐惧或内疚而压抑和否认许多想法和感受，但这种压抑会产生影响，往往会让我们感觉不再那么有生命力。然而，习得性无助则是更令人担忧的对生命的扼杀，它是由创伤引发的恐惧，它导致受害者的持续瘫痪状态，即使施害者已经离开。这种状态常常体现在人们的身体语言上，比如身体无力地下垂或弯曲、头低垂，不敢挺直站立。

我自己对这一点深有体会。我常常因为恐惧而感到动弹不得，总是预想着会受到评判和批评，一旦出错就会自责。和那些父母容易发怒的孩子一样，我也经常感到胆怯、恐惧，并会放弃和退缩。我还记得有一位老师注意到了我那惆怅的神情，并说我的眼神看起来很悲伤，对此我一直心存感激。我不知道自己有一双悲伤的眼睛。我当时过于恐惧和自责，以至于无法生气。当然，大多数孩子是不敢和父母发脾气的，因此往往转而责备自己，我就是这样做的，我在无数受虐待的孩子身上也看到了这一点。精神分析学家Ronald Fairbairn很早以前就把这种情况绝妙地描述为道德防御（moral defense）。在这种机制下，人们宁愿在一个由"好上帝"主宰的世界中做一个坏人，也不愿意在一个由恶魔统治的世界中做一个好人，因为前者感觉更安全。

心理治疗师努力帮助人们处理痛苦的感受，去哀悼、悲伤，允许脆弱，这些都是极其重要的。然而，对于我在前面描述的那些状态，我们需要一些更积极和更具活力的东西。狂暴和愤怒是对虐待和创伤的适当反应，不应被绕过。

如果我的同事攻击我，或者我的伴侣扇了我一耳光，选择反击是健康的，我们可以由此感受到力量，而不是陷入无助和放弃。然而，愤怒也可能是可怕的：我们会害怕再次遭受打击，或是疏远了我们需要的人。当被问及如何看待自己的遭遇时，许多受害者会说"也许我活该被打"，或者"我本不该那么做"，或者"但我知道他真的爱我"。这些合理化的解释使人们无法感受到表面之下的东西，比如不安、受伤，以及可能更为关键的——愤怒。

当我们从感受转入思考时，会发生合理化（rationalisation），这种转变往往是因为愤怒等感受是令人不安的，需要防御。习得性无助往往会导致人们采用这种防御手段。然而，我们真正需要的是帮助人们去接近正当的愤怒、狂怒和抗议，真正了解并拥有这些感受，让它们在自己的体内和心灵深处扎根。这能让人们减少恐惧，增强自信，相信自己能够变得有力量、坚强和充满活力。

从恐惧走向勇气：Khenan 的故事

希望在接下来我们谈论Khenan时，这些观点会变得更加清晰。Khenan是一个来自复杂背景的混血年轻人。他曾遭受种族歧视和校园欺凌，在家里则受到他的继父（他两个同母异父弟妹的父亲）的言语与肢体暴力。当我遇见他时，他是一个悲伤的年轻人，紧张、不自信、笨拙，带着假笑勉强度日，并保持低调来避免引起注意。虽然他不像很多人那样处于无火花的状态，但他仍然缺乏坚实感，意识不到自我的价值。

他无法直视别人的眼睛；他有一种难以捉摸的特质，似乎总是想要退缩，好像别人都是无法信任的。他的内心隐藏着深深的痛苦和悲伤，在更深的心底隐藏着愤怒。在家里，他常常一连数小时凝视前方发呆，或玩电脑游戏。他抱怨自己身上出现的许多生理症状，这些症状通常与我们体内的平滑肌系统有关。当某些情感未被处理和被否认时，平滑肌系统就会出现问题，包括出现肠易激综合征（IBS）、偏头痛、恶心、腹泻、尿急或背痛。生理学上，平滑肌位于消化道和血管，不受我们意识的控制。当我们学会感受未处理的和被否认的情感（如狂暴和愤怒）时，这些由平滑肌引起的症状往往会令人惊讶地消失。

种族因素的加入，让情况变得更加复杂，尤其对于年轻的黑人男性来说。Khenan希望自己很酷、很强壮、很坚强——这是他的同龄人的共同向往。尽管他受到老师们的喜爱，但他的学术潜能却从未得到足够的重视。和许多黑人青年一样，Khenan在体育方面受到了鼓励，当他在足球场上展现出过人的才能时，校园霸凌便停止了。他可以更加低调地生活，带着他那灿烂的笑容，在集体生活、友谊和青春期的危险中滑行，就像他在足球场上巧妙躲过对方的拦截一样。我感同身受，因为擅长足球和运动曾帮我度过了痛苦的青春期，并为我带来了一定的自我价值感。

然而，事实上，Khenan非常不快乐，经常处于崩溃或爆发的边缘，几乎无法控制那些几乎要压垮他的强烈情感。
他在16岁时接受心理治疗的表面原因是对一个年长男孩的
单相思，这让他感到绝望并几乎想要自杀。Khenan勉强向
自己承认了同性恋身份，但这并不是他愿意接受的。而且，
由于他处在对同性恋带有恐惧的青少年文化中，这更加剧了
他的自卑感。

初次见面时，他似乎羞于正视我。我几乎看不见他连帽
衫和围巾下的脸。他看起来很不自在，很疏远，仿佛我们不
是处在同一个房间。他担心被人评判，尤其是关于他的性取
向，以至于他几乎无法组织出一个完整的句子。这种语无伦
次是情绪超负荷带来的认知失调的典型表现。大脑中负责语
言的布罗卡区可能在创伤中失去功能。和Mendy一样，我
们初期的治疗工作是帮助Khenan建立安全感，让他在自己
的身体内感到自在，并试图找到一些自我同情，而不是对自
己和自己的性取向感到羞耻和憎恨。首先，我们之间需要建
立情感联系、信任以及共同语言，这一过程耗费了数月的时
间。毕竟，他为什么要信任我这样一个来自不同文化背景的
年长男性呢？

随着Khenan逐渐放松，他的脸上有了血色，呼吸加深

了，行动也更有目的性了。我开始观察到一些积极的信号，他的身体正在建立起健康的横纹肌张力❶，这种迹象表明一个人已经准备好面对感情。就他而言，他紧握双手，深深地叹息，这通常都是准备就绪的迹象。当他描述与一个同学的互动时，他的脸上浮现出厌恶的表情，我鼓励他夸大这个表情姿势并进一步讲述。我第一次在房间里看到了愤怒和一些萌发的力量，一个有着强烈情感的年轻人，他的厌恶逐渐转化为愤怒。但许多含糊其词、理智化和转移话题的情况仍然存在，我感觉自己就像是一个用鱼叉捕鱼的渔夫，试图锁定猎物。找到合适的平衡点非常困难，过于强硬可能会导致平滑肌反应和解离防御，而过于谨慎则可能使得已经准备好面对的情感被回避，从而让旧的症状持续存在。

当人们处于退缩的平滑肌状态和解离时，重燃是不可能发生的，因此，安全感对于实现恢复性的重启至关重要。但真正的生命力需要能量和力量，而压抑愤怒或悲伤这样的情感会抑制我们的潜在生机。在适当的时候挑战这些防线，释

---

❶ 横纹肌张力是指肌肉在静止松弛状态下的紧张度。

放活力、希望，并进行情感的重燃，都是至关重要的。在这
一过程中，我们需要学会读懂对方的神经系统，轻柔地与其
对话，并在正确的时刻鼓起勇气突破那些防御。

在Khenan的案例中，他的防御是有意义的，因为他一
直被欺负、虐待和贬低；在他的继父出现后，实际上他也失
去了母亲。他感到自己不被爱也不值得被爱，并且对成年人
失去了信任。和大多数孩子一样，他习惯于自责，觉得错的
是自己，而不是大人。他也知道，挑战或对抗像他继父那样
有虐待行为的成年人可能会带来怎样的危险，他为此曾付出
过代价。因此，他选择了低调行事，尽量不引人注意，这种
策略虽然在一定程度上保护了他，但也令他付出了代价。

挑战防御

在一次治疗会谈中，Khenan谈到了他的继父，他的呼
吸开始急促，双腿也不由自主地动了起来。这些正是横纹
肌张力的体现，这给了我勇气追问他对继父的感受："是愤
怒吗？"他承认了。我问他是否可以夸大一下这个动作，
表达他想要说出的话。他的第一反应是典型的"习得性无
助"——他宁愿不去这么做，认为最好还是不要小题大做。

Khenan很难相信我能够接纳并倾听他的愤怒，并帮助他将其表达出来。起初，他会回避自己的感受，可能只是说发生的事情"不公平"，但在进一步的推动下，他能够逐渐接近真实的情感，比如愤怒，甚至是暴怒。

正如我们经常看到的那样，Khenan变得更加坚定，在新发现的自信中迸发出火花，他的活力也得到了提升，对未来可能发生的变化充满了希望。他开始在操场上为自己发声，"坚守阵地"，不再"躺在地上"。他感到自己变得更加稳固，不再需要躲躲闪闪地四处滑行。然而，对于黑人青年来说，这样的转变可能会产生复杂的影响。在一个白人中产阶级男孩身上被视为勇敢自信的行为，在同龄的黑人青年身上可能会被（误）理解为有威胁的或危险的。Khenan需要勇气，也需要我的支持，才能继续沿着这条道路成长。不过，他的释然是显而易见的：他现在有了自己的生活，并且能感觉到未来。他甚至不再害怕继父，这得益于他现在个头比继父高，并且已经开始认真地进行力量训练和学习拳击！

在这类案例中，所有参与者都需要勇气。Khenan需要对自己的防御策略（比如他顺从的微笑和回避的肢体动作）

提出质疑。我们在推动他突破自己的设定点❶，达到一种动态平衡。对他而言，挺起胸膛，挺身站立，并能够表达内心累积的愤怒和不安是困难的。然而，正是这些释放了能量，引发了活力，重燃了火花。在Khenan的变化中，我们看到了一个向生活开放而不是封闭的过程，他展现出了新的柔韧性和力量。一旦危险信号让位于安全感，他就有了更大的能力去感受以前被压抑的情感。

　　Khenan过去持有的一些消极预设正在受到质疑，比如他总是认为事情的结果会对他不利，打架总会输，没有人会喜欢他，更不用说觉得他有吸引力了。随着这些观念的改变，以及他开始体验那些之前未曾感知和拥有的情感，我们观察到他的心身症状，例如恶心、抽搐和背痛，都大大减轻了。这种情况出奇地常见。在下一章中，我们将更清晰地看到这一发展过程，我将描述我与Laila从经历创伤后的封闭状态，到安全化的建立和重置，再到自信与力量重建的过程。

---

❶ 译者注：设定点（set-point）指身体调节机制维持在一个稳定的水平，例如体温、血糖水平或血压，也指一个人的心理状态或情绪的稳定水平。

第五章

从冻住的创伤状态到安全与真正燃起火花

为了安全而静止不动：Laila 的故事

　　这一章讲述的是Laila和她从创伤中恢复的故事。Laila在她三十多岁时来找我咨询，那时她内心感到不快乐且绝望。她的早年生活很艰难，辗转于寄养家庭之间，从未得到过持续的照顾或心理上的关爱，她从一个城市搬到另一个城市，从这所学校转到那所学校，经历了一个被忽视和被霸凌的童年。

　　她显然需要帮助，但毫不意外的是，她对我和其他大多数人都不信任。她从未谈过恋爱，朋友寥寥无几，过着与世隔绝的生活。尽管她曾有过几位她非常依赖的密友，但最终总是不可避免地与她们闹翻，然后这些朋友又被新的人所取代。我被她身体的松软无力所震惊，这种状态可能会被误解为平静。治疗是极具挑战的，因为她的个性发展始终围绕着避免被看见，隐藏自己的真实感受，尽量不让自己引人注目。

　　在童年时期，Laila 曾暴露在不合适的男性面前，甚至可能遭受过性虐待，但她对此没有任何记忆。这可能是她进入极度"无力"的静止状态的最初时候，尽管这种"静止"也可能是其他创伤性或被忽视的经历所导致。在学校时她会常常躲在操场的一个角落里，紧紧抓着书，用头发遮住脸，用连帽衫的帽子罩住头，生怕又被人霸凌。这是对创伤的典型反应。像所有哺乳动物一样，当面临严重危险时，人类会变得一动不动，"装死"有助于提高生存的机会。

正如备受争议的精神科医生R. D. Laing所写的那样："在一个危机四伏的世界中，成为一个可能被看见的个体，就意味着不断地置身于危险之中……对抗这种危险的一个明显防御是让自己变得隐形……"当然，被看见会使得个体更容易受到潜在的攻击，对于Laila而言，学校的操场正是这样一个充满危险的地带。

在遭受严重创伤的几十年后，Laila依旧生活在一个充满恐惧和不断发出危险信号的梦魇世界中。人们很容易将她的静止状态误解为放松，这是一个非常普遍的错误。当人们没有明显的压力表现时，他们会被误认为是"平静"的，甚至是"冷静"的。这也有一定的道理，因为在经历创伤后，人的体温往往会下降。自我封闭的目的不仅是为了不被注意，也是为了不去感受那些太过痛苦的情感。她几乎没有意识到自己身体的静止，也没有意识到自己呼吸短浅或表情呆滞。这些面对危险时的反应曾经很好地帮助过她，但现在阻碍了她过上情感富足的生活。Laila迫切需要一个安全化的重置。

从这样的状态重燃是一个缓慢的过程，因为一不小心就可能再次触发警报信号，所以必须谨慎地推进。Laila最初需要神经系统的耳语来帮助她在身体上感觉更安全，注意并理解那些与恐惧相关联的身体反应，例如出汗、紧张、发冷、因恐惧而退缩等。

我首先关注的是她的呼吸。我没有直接建议她进行更深的呼吸，而是先询问她对呼吸有何感觉。她回答道："我几乎感觉不到。"我让她将手放在胸口，去感受那里的变化。接着我询问她，尝试稍微放松或加深呼吸是否感觉安全，还有什么其他感觉。她照做了，并说这让她感觉很可怕，让她感到紧张。以深沉而放松的方式呼吸需要一定程度的信任，需要相信周围环境是安全的，没有迫在眉睫的危险。我建议她去试着紧张地吸气，并且屏住呼吸，就像处于危险中那样："让我们了解在害怕时呼吸的感觉，屏住呼吸。"她这样做了，然后说："我意识到我感到多么压抑，我以前从未注意到这点。"这是我第一次看到她眼中泛起了泪光。

这是一个缓慢的、渐进的过程，我让 Laila 尝试更深地呼吸，观察它带来的感受，然后确保她感到足够的安全，以便回到她的心理舒适区。正如我经常观察到的那样，记忆、思绪和情感如同洪水般涌入治疗过程中，我们必须小心翼翼地前行。当身体已经习惯性地不断发出危险的信号时，信任安全往往让人感觉像是在冒险。

几周之后，我让 Laila 打开双肩，让呼吸深入到腹部，让胸腔（心脏区域）敞开。泪水顺着她的脸滑落下来。她想起了一些美好的感觉，想起了与一位爱她、保护她的寄养者在一起的时光。这位善良女性的形象成为自我同情的象征，成了她可以求助以获得支持的内在声音，可以帮助她信任这个新的安全环境。她体会到了那种苦乐参半的情感，明白如果敞开心扉去拥抱希望，可能会给自己带来美好的感觉，但她内心依然有一股抗拒的力量，想要再次封闭自己，回到她所熟悉的旧模式中。和我们所有人一样，她需要知道，在必要时她能够重新回到自己的防御中去。

我们开始探索被他人看到和关注所带来的感受，无论是在工作场所被同事注意，还是在我的咨询中被我关注——这些体验引发了她复杂的情感。她带着新近的觉察来到治疗会谈中，比如当别人的目光落在她身上时，她会马上紧张得像牡蛎一样封闭自己，或者当她感到焦虑时，她会迅速地缩紧自己的身体。成为她自己的神经系统耳语者意味着她能够意识到自己的紧张，这就为释放这种紧张提供了可能。这与正念教给我们的东西相似，即接纳并为紧张等体验创造空间，并从一个更宽广的涵容空间来观察它们，温柔地拥抱紧张，而不是试图将其推开或是同它对抗。

最初与 Laila 的大部分工作都是进行这种重置、安全化、帮助减少危险信号和信任新的轻松感。她能环顾四周，感到安全而不紧张吗？她能看着别人的眼睛而不害怕吗？她能否意识到自己的紧张，并借助观察自己的呼吸等方式来帮助自己？对于 Laila 来说，重燃的第一阶段是与她的身体和神经系统一起，允许自己通过感受内在、呼吸和身体的感觉来体会生命的脉动，而这是她长期以来不得不封闭的生命力。

有时，这个过程会触发她的回忆，比如她曾被一个女孩霸凌。我从不主动寻找这些记忆，但当它们出现时，我们会谨慎地处理它们。我们面临的挑战是避免造成二次创伤，避免重新触发危险的信号，我们要轻柔地接近那些创伤经历，温和地与之相处，然后再次回到安全的地方，并不断地重复这一过程。安全感为建立处理和消化情感的能力打下了基础，进而可以带来情感的重启和火花的迸发。

Laila那原本压抑的、无生气的疲弱感开始逐渐转变为更加具有张力的强健感。这其中包括开始迸发出性的火花——她开始注意到自己对其他女性的吸引力。她的先入之见，比如"我必须保持静止，否则太危险"或"撤退更安全"正在受到挑战。她正在逐渐培养一套新的反应模式，与她旧有的行为方式并存。她之前的惰性源自那种令人麻木的恐惧，但现在她能够慢慢地变得柔软、开放，并感受到更多的信任，这种信任反过来又孕育了生命力、热情、力量和勇气，实际上这是火花，一种可以产生强大力量的能量流。

重获力量与横纹肌张力

很快，如果受到触发，Laila便能够意识到这一点，并培养一种内在的安全感。她在家中利用靠垫、蜡烛、令人安心的香味和柔软的织物创造了一个安全的避风港。现在，当她感到焦虑时，她能够通过呼吸技巧或柔和的瑜伽姿势，或者用舒适的毯子包裹自己，沐浴在宁静的音乐中，来安抚自己的心灵。她逐渐成为自己的神经系统耳语者。

有了这种重置和新的安全感，我们就可以开始审视更困难的感受了。她松垮、驼背的姿势和活力的缺乏都是抑郁和绝望的体现，显露出她内心深处的信念：危险始终在暗处潜伏，而她对此无能为力。当我们开始思考曾发生在她身上的事情比如霸凌时，她很快进入了合理化的模式，比如，"好吧，那都是过去的事了"或者更糟的"我觉得我就是个怪物"。有一次，她的新老板以一种明显不公平的方式对待她，但她却没有真正意识到。我问她对于老板的所作所为有何感受，她回答说："嗯，我确实犯了错，我总是把事情搞砸。"随着工作的深入，我们发现她的身体、声音和心灵都存在着深深的羞耻感和自我蔑视。

慢慢地，她开始看到她对自己做了什么，以及她没有为自己做什么，她的生命给予者（lifegiver）开始进入生活。我开始注意到她在我面前的自我贬低，以及当我犯错时她表现出的过分宽容。她会说："哦，但你不是故意的。"她非常致力于保持"友好"，但这是一种安抚性的友好。对她来说，她需要让其他人"保持满意"，否则他们可能会伤害她。

我建议她试着想象一下愤怒的感觉。她从未体验过当自己的愤怒被接纳，对方保持坚定、强大且不报复时所带来的宽慰。正如儿科医生 Donald Winnicott 很久以前教给我们的那样，当一个人的愤怒被倾听并且没有招致报复时，他就会知道自己的感受并不危险，从而产生一种拥有独立自我的感觉，不必总是小心翼翼地绕过潜在的情感雷区。这让人充满活力，产生火花，促进人与人之间的连接，而不是我们在危险信号非常明显时所见到的那种封闭。

随着时间的推移，Laila 开始能更多地站出来为自己说话。在工作中，她敢于向老板挑战，不再"躺着"接受批评。在我们的角色扮演互动中，她开始学会为自己"挺身而出""抬头挺胸"和"直视对方眼睛"，而不是一味顺从。这种改变也开始渗透到她生活的其他方面。她开始停止无谓的道歉，不再说"不好意思麻烦你了"或"我希望您不介意"，而是开始感到自己有权利提出要求。她过去总是过分担心周围的人（包括我）可能会因为她的行为而感到不快，但现在这种焦虑开始减轻，她变得更有主见。我曾常常感觉仿佛一口气就能把 Laila 吹倒，因为她似乎放弃了所有的力量，但现在这种情况不复存在了！

Laila 变得更能直接挑战我。她鼓足了勇气告诉我，她希望我用"they（他们/她们）"来称呼她，而不是"she（她）"。随着时间的推移，她可能会因为我对她的性别认同缺乏支持和理解感到不满。最终，我见证了她坚定甚至尖刻和严厉的一面。当我能够承受她的愤怒而不进行报复，并努力去理解她的愤怒时，她开始茁壮成长。她新生的愤怒的能力看起来是健康的，面向外界的，源于信念、热情和希望。

　　她的身体似乎正在变化：四肢有了力量，脸颊泛起了健康的红晕，挺起了胸膛，头高高扬起，她的举止中透出自信，甚至是坚定，几乎不再有过去那种道歉或顺从的迹象。我注意到了这些变化，并询问她生活中还有哪些改变，我惊喜地得知，她不仅只做温和的阴瑜伽，还开始参加更积极的阿斯汤加课程，其中包含"战士"姿势。她甚至开始进行一些力量训练。在她的身体和精神上，一些力量感正在增长，使她整个人看起来更加充满活力。她开始享受在街上被注意的感觉，尤其是被她觉得有魅力的女性注意。她享受着自己女同性恋的身份，信心日益增长，开始约会，并敢于初步信任自己处理亲密关系的能力。她正在享受内心力量的萌发，这种力量向人表明，她现在不再是一个容易受欺负的人。我毫不怀疑，她的生命给予者已经完全在线，为她注入了力量、热情和希望。

这个过程并不是一帆风顺的，收获是要付出代价的。Laila 必须鼓起勇气，变得坚定，去体验生气和愤怒，去改变根深蒂固的模式和先入为主的观念。当她的老板偏袒她的同事时，我问她："那你想对他说什么？"她回答说："嗯，他的态度不太好。"我回应说："好吧，但这并不是你的真实感受，你对他所做的一切有什么感觉？"她会说："嗯，我现在已经习惯了。"我继续追问："嗯，这还是没有表达出你的真实感受。我注意到你的下巴紧绷，拳头紧握，它们想要做什么？""哦，没什么。"她有点羞愧地回答，并试图放松自己。我握紧自己的拳头，用力地说："当我非常生气时我会这样做。有时候表达我们的愤怒是有好处的。"

她看起来很感兴趣，呼吸也更深了。她的默认立场是顺从，并且曾用一种道德上的优越感来为自己辩解，相信愤怒是不好的，认为强硬不"友好"。然而，这种态度让她付出了巨大的代价。我再次向她提出挑战，在我的鼓励下，她能够抬起头，说出她有多生气。我让她表达这种感觉，想象她的老板就在她面前。当她这样做时，她体内的能量发生了变化：她身体前倾，展现出真正的力量。当愤怒得到表达时，能量往往会通过身体向上升起，就像火花一样，这与去火花和抑郁时的向下推压完全相反。

之后我们进行了仔细的回顾和讨论。我问她感觉如何。她现在能够深深地呼吸，看上去很自豪，而且非常有活力。过了一会儿，她的眼泪涌了出来，这泪水中既有如释重负，也包含了对过去那个总是忍受着痛苦、不敢认真对待自己的Laila的深切悲伤和同情。

正如我指出的那样，她紧握的拳头和绷紧的下巴是"横纹肌"的典型表现，是能量和紧张感已经准备好被感受和表达的信号。有时，如果我把Laila逼得太紧，她可能会退回到与之相反的生理状态，即没有能量的"平滑肌"状态，表现为胃痉挛、感到晕眩或头痛。当愤怒或不安等情绪变得难以承受时，正如我们在Khenan的案例中看到的那样，平滑肌的症状如恶心、肠易激综合征（IBS）或眩晕往往会随之而来。

我们可以把平滑肌的防御看成是一种回避那些无法接纳的强烈情感的方式。用书中的一些核心比喻来形容，即通过构建一个有足够空间的容器来容纳、感受和表达那些被压抑的情感，我们能够培养出更多的活力、火花以及连接，而非封闭的能力。在Laila身上，我们看到了她向生活迈进而不是远离，看到更健康的肌肉状态、能量的释放和真正的火花。最令人兴奋的一点是，随着这些被阻塞的能量的释放，许多被称为心身症状的生理问题会逐渐消失。研究表明，如果我们能够表达而非压抑我们的愤怒和不满，那么在平滑肌状态下常见的那些生理症状将会减少。

偶尔，Laila也会遇到我们在更严重的案例中看到的认知失调。通常这会伴随着更深层次的分裂，如记忆丧失、思维异常，甚至幻觉。当这种情况发生时，挑战防御是最后需要考虑的事情。相反，我们的首要任务是考虑恢复稳定，就像我最初对Laila所做的那样，通过促进生理和心理的安全来减轻焦虑。

在与Laila的工作中，我们会进行一些温和的、基于身体的正念练习，这有助于她从麻木的状态中走出来。一个人必须在自己的身体内感到安全，才能重新点燃火花。只有感到足够安全时，横纹肌的信号才会"上线"，这时我们才能够挑战并克服那些抑制情感的防御机制，释放出能量和生命力。Laila紧握的拳头和绷紧的下巴是横纹肌紧张的典型表现，这表明她已经能够承受并表达自己的愤怒了。这就是为什么我们需要成为神经系统的耳语者；线索就在身体里，我们需要读懂它们，并帮助改变个体的生理和心理状态。

总结

在习得性无助和某些类型的抑郁中，个体缺乏活力和生命力往往是因为失去了希望，以及对自己能力的悲观态度和缺乏信心。我们在 Mendy、Khenan 和 Laila 的故事中看到了这种情况的不同表现，他们都带着内心深处的绝望来到治疗中。通过治疗，他们重新回到了自己的身体中，开始向外，他们的生命给予者积极地参与进来，他们去投入而不是远离生活，学会了接纳更广泛的情感体验。他们的先入之见和核心信念受到了挑战，逐渐培养出了力量和活力。额外的好处是，他们所表现出的大多数生理问题，也就是那些常与平滑肌症状相关的所谓身心症状，也随之缓解了。

尽管愤怒常被视为一种危险、吓人和具有威胁性的情绪，让人感到害怕，但实际上它是生命力的重要体现。"攻击性（aggression）"一词源自拉丁语的 aggressionem，其含义是"向前移动"。在追求充实的生活的过程中，我们勇敢地迈向体验而不是逃避体验。这正是韧性的体现。有韧性、有安全感的幼儿大脑左前额叶的活动更活跃，这与积极面对他人和迎接挑战有关。而那些更有神经质特质的人则因恐惧、焦虑和不自信而倾向于逃避。"生命给予者"是一种内在的声音或力量，它让我们带着希望和信任去体验。

这不仅仅有关于愤怒和攻击性。Laila 的很多时间在泪水中度过，体验着自己早年生活的悲伤以及丧失的悲痛，她在修通那些深深的痛苦，以及对她与家人糟糕关系的悔恨。这些"更柔和"的情感，虽然在某种程度上可能更为深刻，但只有在适当的时机和顺序下表达出来，才是最健康的。在治疗过程中，如果像走捷径那样，过快地触及悲伤、哀悼和痛苦，我们可能会绕过一种必要的且必须首先感受的情感体验，即愤怒和力量。没有力量、能量和信心，衰颓感可能会持续抑制生命力；但有了这些，正如我们在 Laila 身上看到的，确实会产生真正的火花。

重燃：治愈抑郁与心理创伤的新图谱

第三部分

无火花状态:
从未燃起过火花

第六章

情感忽视：被忽视的潜能

情感回避

我曾在9岁时被送去寄宿学校，在那里，我和其他同龄人一样，不得不"硬着头皮生活下去"，那里没有允许孩子沮丧的空间，没有父母的关心和照料，也得不到情感上的理解或支持。我们当中的许多人都发展出了强硬的防御，如同外在的骨骼，虽然有助于我们的生存，但那个需要关爱且脆弱的自我却被深深地埋藏起来，无法被看见。

那些在夜里哭泣的男孩经常会被嘲笑为软弱和娘娘腔。于是我们被迫隐藏自己的痛苦和绝望。精神分析师Herbert Rosenfeld曾说过，如果需要关爱和依赖的那部分自我被否认和诋毁，就会导致我们憎恨自己和他人的脆弱。我们正是以这样的态度对待那些哭泣的男孩们的，试图与他们划清界限，以显示自己与他们不同。

当个人的情感无法被接纳时，避开这些情感是一种有用的策略。如果孩子从很小的时候就被教导，不应该表现出绝望、悲伤、恐惧或脆弱等情绪，那么大多数孩子都会遵从。毕竟，我们无法承担与所依赖的人疏远的风险。这些孩子通常会认为自己必须自力更生，而寻求帮助是一种软弱的表现，或者表达感情是愚蠢的。

当与那些情感隔离的人在一起时，我们会产生无聊、沮丧或缺乏兴趣等感受。对于包括我在内的治疗师来说，承认这些感受是很困难的，甚至是令人难堪的，因为作为治疗师的我们希望被人认为是温暖、共情和友善的。然而，人类是一个有情感共振的物种，与那些处于回避状态的人相处时，我和许多人一样，会发现自己变得迟钝，思维变得木讷，身体上缺乏感受。我想，正是这样的共振给我们提供了一些线索，让我们知道生活在他们的世界里是什么感觉。

我们大多数人都讨厌自己有可能成为别人眼中沉闷无趣的人，一个被视为"累赘"的人。或许我们都认识一些我们不太愿意花时间与之相处的人，因为和他们待在一起会让人感到很无聊。我们可能会对那些情绪低落或处于低谷的人有这种感觉，但与那些从未有过太多火花的人在一起时情况则更糟。如果一个人从小就很少体验过别人对他的思想、情感和内心世界感兴趣，那么他/她长大后也不太可能激起他人的兴趣。

在大多数情况下，当自己或是最亲近的人开始感到情绪低落、缺乏热情时，我们完全有可能重燃火花。当一个人的火花轻微地消失时，一般需要采取我前面所描述的步骤：安全化、共情性涵容和重启。最近，一位朋友因为我没有回应他略带含蓄的求助而感到不悦。事实上，我并没有注意到他邮件中的暗示——如果我当时不是心事重重的话，可能会捕捉到这些信号。后来我们见面时，他似乎有些退缩，难以靠近。他感到受伤，对此我无法责怪他。我知道我需要倾听他的感受，承接并应对他的愤怒（足够地涵容），了解并承认自己在他的不悦情绪中所扮演的角色。幸运的是，以上这些做法足以让他感到安全，并让我们慢慢地重新建立连接。在接下来的几个小时里，我们可以谈论这件事，双方逐渐放松下来；到最后，通过分享我们的困境、希望和担忧，我和他都轻松了很多——轻松到我们可以开玩笑和开怀大笑，重新找回我们之前的火花。

当然，关键是要站在对方的立场上，去共情他们（"共情"的字面意思是"与他们一同去感受"），而不是试图让他们快速振作起来，也不要给某种情境涂上虚假的积极色彩，就如我的一位前治疗师所说：避免"在屎上撒糖（pouring sugar on shit）"。这些方式从不奏效，但是当一个人感觉到自己被理解和倾听，那么安全化、重建连接和重燃火花才会发生。当涉及更深层次的问题时，挑战也会复杂得多，就像我接下来要讲述的关于Lucca的案例一样。

情感忽视的案例：Lucca 的故事

几十年前，我遇到了6岁的Lucca。他是从出生后就被孤儿院收养的孩子，在孤儿院遭受了难以想象的忽视。毫不奇怪，在Lucca 3岁被领养时，他已经形成了深深的自我封闭模式。Lucca的新父母很难和他产生亲近感。他们已经有了一个亲生的孩子，但母亲无法再生育。此外，他们又收养了一个名叫Marsha的孩子，她来自英国的一个经历过一些创伤的家庭。这对父母非常疼爱自己的亲生孩子，而Marsha则是一个充满活力的小家伙，他们也正在学习如何去爱她，她也变得越来越开朗和容易相处，而且越来越有趣。Marsha爱表现、渴望被爱、需求颇多，但至少她的生活是带着火花的。

Lucca的情况就不同了。父母无法对他产生亲近感；他

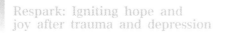

看起来缺乏热情，且面无表情，生活在一个自我封闭、与世隔绝的世界里。他无休止地玩拼图、玩具车和橡皮泥，他似乎不需要其他人，包括他的新父母。即使发生了什么意外，他也不会寻求帮助或安慰，他会毫不犹豫地冲出家门，头也不回地离开父母；当与父母分离后重逢时，他不会表现出任何高兴，对父母的反应就像对陌生人一样。

与许多在孤儿院这样的匮乏环境中成长起来的孩子一样，Lucca的经历解释了他如何形成了一种根深蒂固的信念，即认为没有人会在他身边支持和帮助他。他常常无人照看，独自一人待着，大部分时间几乎没有人际接触，孤立无援。因此，他不得不以某种方式让自己保持镇定，也许是自我安抚、摇晃身体或者发呆，但必定是麻痹了自己的情绪和感觉。他的体验是极度孤独的，从而导致了自我封闭。除了偶尔给他提供食物、衣服或给他洗澡的人（这些人大概率不会对他有充满关爱的触摸），他很少有机会接触到乐于帮助自己的成年人。同时，他也不会被人欣赏、惦记，更不用说被钟爱，他自己以及他人的想法和感受也很少被人理解。

与Lucca互动对他的养父母来说相当困难，因为他给予的回应太少，他们无法得到作为父母通常能收获的激励。Lucca似乎大部分时间都沉浸在自己的世界里。其实，在早期我与他们的家庭进行会面时，我也发现自己很难把注意力集中在他本人身上，我会更多地关注他的兄弟姐妹和父母。他很容易被人遗忘。由于他早期缺乏具有互惠性和愉悦感的互动（实际上，几乎没有互动），所以他几乎不会注意到社交暗示，也很容易被他人忽视。

在幼儿园和学校里，Lucca总是独来独往，对其他孩子几乎没有兴趣。他很少让别人感到快乐，经常花几个小时的时间漫无目的地活动，极少表现出对他人的共情和兴趣。他是那种坐在教室后排而不会被注意到的孩子的典型代表。这样的孩子看起来"一切正常"，但令人遗憾的是，他们很少主动寻求帮助，或是引起别人的担忧。

被忽视的孩子往往会转向自己的内在世界，因为他们别无选择。他们的眼神可能会变得空洞，身体缺乏能量或活力，他们经常采取自我安抚的策略，比如摇晃身体。令人痛心的是，他们学会了不对人与人之间的支持抱有希望，并且放弃了发展心智和人格的养料。儿童心理治疗师和孤独症专家Anne Alvarez曾形容许多孩子是"未被唤醒的（undrawn）"

而不是"退缩的",因为他们内在的某些部分从未真正活跃
起来。与我工作过的许多孩子都没有发展出"生命力(life-
force)"、激情、渴望、兴奋或希望。这些孩子早年缺乏如
Colwyn Trevarthen所说的"鲜活的陪伴(live company)",他
们需要一些帮助才能发展出情感充沛的头脑、身体和心灵。
否则,他们就无法成为一个鲜活的陪伴者——无论是对他人
还是对自己。

与单调乏味共振

在与那些遭受过忽视的儿童和成人进行治疗的过程中,
我必须惭愧地承认,有时我的思绪会游离。当我足够警觉
时,我的身体反应会给我提供必要的线索——感到沉闷、无
精打采以及缺乏情绪感受。与那些很容易从我们脑海中溜走
的人保持心理上的活力是一项挑战。研究表明,被忽视的人
理解情感表达的能力较弱。不幸的是,他们很难在人际交往
中体验到快乐,也很少能激发周围人的希望、喜爱或乐趣。

每当前台接待员告诉我Lucca来了,我常常会感到一阵
疲惫袭来。和他在一起时,我的步伐比平时更僵硬,失去了
往日的轻快。和这样的孩子待在一起,我会产生一系列我

自己都不喜欢的感受。我会感到无能、抗拒、自责、厌烦，有时甚至怀疑自己是否完全入错了行。和Lucca在一起的时候，时间过得很慢，而与某些孩子在一起时，时间就像是停滞了一样。时间慢到让人难以忍受，或许这正是Lucca在孤儿院生活时的感受，也是他投入到自我麻痹的仪式性活动（numbing rituals）中的原因。而为了能让Lucca这类孩子有所改变，我需要在自己身上寻找一些充满活力的火花，并运用到我们的工作中去。

值得强调的是，我所描述的这些被忽视的人通常并未遭受明显的创伤，如被殴打、性虐待或是目睹暴力。比他们遭遇的坏事更重要的是他们身上"无事发生"——照顾者的疏忽而非犯错导致他们未能获得促进健康情感发展的良好体验。与Lucca会面之前我会感到无精打采和缺乏热情，这与我在面对受过创伤和虐待的孩子时的感觉截然不同，后者可能具有攻击性和反应性，因此我在面对他们时通常会感到紧张和焦虑，但至少我的情感是在场的。神经系统耳语的第一步是意识到我们自己的身体反应：这些反应为我们提供了对方如何感受这个世界的重要信息——在Lucca的例子中，这个重要信息是沉闷和缺乏活力。

当我或者任何人试图对Lucca表示共情或情感上的关心时，得到的回应是一片空白。他并不是故意忽视我们，尽管我相信包括他的父母、兄弟姐妹和老师在内的许多人，都觉得他是故意的。实际上，他早年的经历意味着，在他所预测的世界以及先前经验里，并没有对他感兴趣的人。我对他说的话，就像是把油漆刷在积满灰尘又未经处理的表面上，永远也附着不上。

Lucca在幼儿园时期被形容为"乖巧的"和"安静的"，这种描述常常与那些令人担忧的、情感上被切断的孩子联系在一起。在身体发育方面，他达到了正常的成长里程碑，但他缺乏对他人的情感需求，相应地，也很少得到情感回应，这导致他形成了一个麻木感不断增强的反馈循环。

我在他的教室里进行了一次观察，发现他经常无人问津，老师把注意力放在了更需要关注的孩子身上。我们与学校的老师进行会谈，帮助他们了解Lucca，特别是让他们明白，因为Lucca早年缺乏良好的关注，所以当他渴望互动时，他只能发出非常微弱且容易被忽视的信号。

在家庭会谈中，我建议父母定期花时间一对一地陪伴Lucca，积极跟随和评论他的游戏，并尝试在互动中注入一些活力和热情。父母能做到这样并不容易，因为他的兄弟姐妹自然会得到大部分的关注。我还建议父母录制简短的互动视频，然后我们一同观看这些视频，这样我们就有机会从中发现一些有帮助的信号。在某个视频中，Lucca的妈妈正在玩某个玩具，而观看视频时她注意到了她当时没有发现的细节：Lucca短暂地抬头看着她，非常明显地流露出愉悦的神情。还有一次，妈妈不得不起身离开房间，当她回来时，Lucca抬头看着她，身体放松了下来。而这些都是Lucca需要妈妈，并希望和她待在一起的微小线索。这些线索给了他妈妈坚持下去的希望和勇气，让她感觉到自己更被需要，更被渴望，更像一个母亲。

我尝试帮助学校的老师鼓励Lucca走出自己的保护壳，老师们对他能够参与互动的能力感到惊讶。在家庭会谈中，任何关于Lucca期望更多互动的暗示，以及表现出渴望或兴趣的信号，都会以夸张和放大的方式被我们捕捉到。我在这里以及类似案例中使用的模式，来自Selma Fraiberg在20世纪60年代与盲婴和视力正常的母亲开展的开创性工作。当时，盲婴通常被送到福利院，由于他们常摇晃身体、自我安抚、不愿与人互动，可能会与孤独症儿童混淆。Fraiberg通过指出容易被忽视的信号，帮助这些母亲把婴儿带入人际世界。尽管这些婴儿的脸庞可能不会被母亲的声音照亮，但他们轻微的脚趾扭动和手部动作都清楚地表明了母亲对他们的重要性。这些信号鼓励着母亲与婴儿进行更多的互动，而婴儿也因此做出回应，变得更活跃，更重要的是，对母亲来说照料婴儿变得更有意义了。

这就是我们与Lucca的父母一起使用的方法。他们现在会带着有许多改变的故事来到诊所。有一次，Lucca画了一幅小画，这是他画的第一幅画，他的妈妈想看看，他便给她看了，妈妈非常高兴，并向他表露了自己的喜悦之情。几天后，Lucca又画了一幅画，悄悄靠近妈妈，她感觉到Lucca在向自己展示他的新画作。最终，这个男孩开始享受被积极地关注，开始期待被关注，并享受着被喜欢的感觉。很快，他们可以分享对其他事物的乐趣，也许是一朵花或是一架飞机，彼此指给对方看，这是一个关于主体间性（intersub jectivity）的重要发展里程碑的例子。

我们帮助Lucca的父母成为"神经系统耳语者"，将他看似纯粹的生理动作，如双腿抖动或握紧拳头，翻译成情感语言（"哦，你好像很担心那只可爱的大狗""哎呀，这声音真大"）。当他的感受被理解后，他会感到放松，从而平静下来，然后表现出兴趣。这个过程的顺序是：从感到恐惧和身体收缩，到建立连接和感到安全，这样重置进而引发重启，重启了他的兴趣和好奇心，实际上还重启了他的生命给予者。

这种读懂身体信号并理解其含义的能力对情感发展至关重要。如果我的心跳加速，这可能意味着我很焦虑，或是我很兴奋，我可以学习如何区分它们，但首先我必须学会识别我的心跳正在加速，并意识到这种生理变化可能具有重要意义。很多我称之为"无火花"的人，他们的身体意识被切断了，因此无法读懂和回应自己的情感信号。

和那些多动且易付诸行动（acting-out）的孩子不同，像Lucca这样的孩子，他们的系统是"被浇灭（damped-down）"的。如果你面临危险或暴力，你需要保持警惕，读懂面部信号，并随时准备采取防御行动。而另一方面，如果没有人在身边照顾和陪伴你，那么你早年学到的，即你的先入之见，就是不要寄希望于别人能为自己做些什么。我们很容易忽略，像Lucca这样反应迟钝、让人没有成就感的孩子之所以会变成这样，是因为他们早年生活在非常匮乏的环境

85

中，只能以一种让人几乎难以想象的痛苦方式勉强度日。

让Lucca迸发火花

　　和Lucca这样的人在一起时，我们很容易假装感兴趣，而实际上只是在"走过场（going-through-the-motions）"。在我们相遇之前，我不确定Lucca是否觉得生活除了"走过场"之外还能有其他样子。有时他会沉迷于枯燥的自我安抚活动，比如长时间地玩一个弹跳球。当我意识到这对他没有帮助时，我会积极介入，比如把这种活动变得更具有人际互动性。我会参与进去，接住球，自己先弹一下，然后示意轮到他弹球了，这种双人互动的游戏取代了单人的自我安抚活动。或者，当他独自画机器人时（他已经画过很多次了，我都看腻了），我就会开玩笑地在纸上画上几笔。他看着我，有些恼怒，又有些不解。我看了看他，然后看向画纸，示意他也加入进来。他用自己的笔画回应我的笔画，于是又发展成一种类似于轮流进行的游戏。当然，这是从Donald Winnicott的"涂鸦（squiggle）"技巧中学来的，这种技巧在很久以前在他的儿童患者身上取得了巨大成功。这些方法是为了把Lucca从他的个人世界中拉出来，进入与他人的情感连接。

　　渐渐地，Lucca开始在家里和治疗中玩各种游戏，比如捉迷藏和躲猫猫，这些游戏在经历过重大分离的儿童中很常见。Lucca最初只是微笑，有时会大笑，再后来他被找到时会高兴地尖叫，他期待、渴望甚至要求得到关注。Donald Winnicott曾说过："藏起来是一种快乐，但没有被找到则是一场灾难（it is a joy to be hidden but disaster not to be found）"。终于，Lucca开始被人积极主动地寻找了，他真正享受着被找到的过程，他也开始寻找并发现别人。这是他的主观能动性、火花的萌芽，是生命给予者逐渐成长的开始。就好像他的系统因早期的危险和缺乏营养而关闭，但现在重新启动了，终于可以让他建立激发火花的连接了。

　　像Lucca这样的孩子对愉快、兴奋、活泼或开心等积极情绪知之甚少。他们的先前经验并不包含有关愉快互动的信念。这种"未被唤醒"的儿童（undrawn children）没有从同调和游戏性的互动中发展出能动性和自信心。对婴儿的研究描述了婴儿有多么喜欢让事情发生，比如他们通过拉绳子发出声音，或者通过大喊大叫让妈妈过来。当这一切顺利进行时，婴儿从一开始就是社交生活的积极参与者。像Lucca

这样被忽视的孩子很少能发展出这种愉快的自主意识（sense of their own agency）。这种对生活的热情，即我们的"寻觅系统"，只有在我们感到安全时才会被点燃。然后，就像Lucca一样，我们会看到一个寻求快乐、探寻更"外向"的生活方式的生命给予者慢慢发展出来。

要培养我们对生活的兴趣，首先需要有人对我们感兴趣，而这正是那些被忽视的孩子普遍缺乏的。当Lucca微笑时（哪怕是微微一笑），或者当他表现出兴奋时，我都会试着去回应他的感受，我可能会说："哦，是的，这真让人兴奋。"关键在于我们要对微弱的信号保持敏感，而如果一个人已然陷入死寂的状态，则很难做到这一点。我有些担忧这些年来被我忽视的信号。当这些微弱的信号被放大时，我们就能建立起生动的人际交流。最终，我和Lucca可以经常愉快地相处，他变得越来越活泼，也更愿意敞开心扉。

仅仅一年的时间，Lucca就发生了惊人的变化，变化之大以至于他在学校惹了不少麻烦，他的父母甚至担心他变得太吵闹了！这个以前没人注意到的男孩开始期待甚至要求别人的关注，开始与兄弟姐妹竞争，并且被忽视时会吵闹，他已经变成一个知道自己的需求并且能够表达出来的人。在他刚被转介到我这里时，父母觉得收养Lucca是个很大的错误。最初，Lucca确实没有激发出他们的情感、爱意或愉悦感，但现在，父母对Lucca产生了深深的爱和热情，他们绝对不会轻易放弃他。

与许多案例相比，Lucca的治疗工作要容易得多，因为他还小，有很大的发展潜力可以培养。然而，这个故事也可能会有不同的结局，这个正从死气沉沉的状态中走出来的充满活力的小男孩，也可能会错过让他终身受益的重燃之旅。

解释Lucca的成长

一部分人没有经历过健康的火花蓬勃发展的情况。如果一个人像Lucca一样，在一个被忽视的孤儿院里苦苦煎熬，缺乏爱、同调或情感理解，那么他除了退缩和在情感上变得缺乏活力之外别无选择。很难想象，那些天生就需要与人互动、渴望获得关爱的婴儿被独自留在缺乏人际接触的环境中有多么痛苦。虽然Lucca这样的孩子属于极端例子，但这些年来，我和许多从类似的恶劣环境中被收养的孩子一起工作过。

然而，我们每个人都曾经历过这种程度较轻的转向内在世界（turning inwards）的情况。即使是那些得到了最好的照料、最幸福的婴儿，当他们的父母撤离时（哪怕只是暂时的），也会变得焦虑和自我封闭。这时，他们的身体状态通常会变得混乱，他们可能会呆呆地盯着某处，进入一种茫然和放弃的状态。但是这些婴儿很快就能恢复过来，就像我们大多数人一样，可以重新找回之前就存在的火花。而那些持续被忽视的婴儿和儿童则不然，他们缺乏可以回忆的有关良好经历的具体记忆。

虽然我以Lucca这个极度被忽视的例子作为开端，但类似的经验同样适用于我们大多数处于迟钝和放弃状态的人。即使是像Lucca这样失去火花的人，只要获得恰当的情感投入，也能开始"热身"，变得有活力，并慢慢迸发出火花。其实，我们所有人都可以做到。我们常常需要一定的帮助，才相信自己能够产生影响，留下印记。如果我们足够幸运的话，在婴儿时期就能通过获得外界的回应学会这一点，比如父母对婴儿的不安表示同情，或者对婴儿灿烂的笑容回以微笑。特别是如果之前有过一些火花，我们通常都能找到重燃兴趣、能动性和乐趣的方法。

在这种状态下，我们每个人所需要的东西都是相似的。首先，我们需要被理解，理解我们是谁以及我们正在经历什么。仅仅试图哄人开心是行不通的。如Lucca一样感觉到被理解，会产生一种与他人的连接感和安全感。在经历安全化和重启之后，我们会看到情绪的转变，火花被点燃，生命给予者开始出现。

为了帮助他人开放地感受自身情感，我们需要有精密调节的雷达——神经系统传感器，它可以捕捉到潜在生命力的微弱火花。在Lucca身上，当我发现他表现出对妈妈的需要时，这一点就发生了，这让他妈妈感动得落泪。在我工作过的所有儿童中，他们首先需要感到安全，然后才能被"安全地"推动着走出自己的舒适区。到最后，Lucca开始以喧闹的方式寻求关注，而在我们刚开始工作的时候，他甚至不知道关注的存在。他在捉迷藏时跳出来，在被忽视时大喊大叫，并且知道如何获得他所需要的东西。随着Lucca能量的增加，我们看到了他身体上的变化——肌肉张力增加了，不再松软无力，而是充满生机和活力。最终在各种帮助下，他变成了一个招人喜欢的小淘气。

如果这些微弱的火花没有被成功捕捉到，其风险可能是灾难性的。孩子早年的麻木，无论是由于被忽视还是其他更轻微的方式，比如母亲抑郁后的退缩，都会导致孩子的探索性减少、共情能力降低，变得更加被动和沉默，从而引发更糟糕的认知结果（cognitive outcomes）。忽视作为一种悄无声息的致命伤害，其危害程度往往比明显的创伤更严重。被忽视的个体可能会变成如精神分析师Christopher Bollas所说的"异常的正常（normotic）❶"，心理层面处于"未出生（unborn）"的状态，常常是没有情感的。他们经常感到难以处理的不是痛苦或不安之类的情绪，而是诸如兴奋、喜悦、快乐、欲望之类的积极情绪。

这类人第一次经历的剥夺，比如被忽视，可能会导致如儿童心理治疗师Gianna Henry所说的"双重剥夺（double-deprivation）"，第二次剥夺是指他们很不幸地无法识别出可用的善意或关爱。无论是坐在班级后排不被注意的孩子，还是作为"壁花（wallflowers）"被冷落的成年人，当然，也包括我们自己身上沉闷无聊且毫无生机的部分，在被忽视的状态中寻找激情虽然很困难，但却极为重要。失去火花的人太容易被忽视了。当那些不被注意的人变得苛求并且有些淘气

---

❶ 译者注：normotic，由Christopher Bollas提出，指某些人过于异常的正常（abnormally normal），也是一种病态。

时，我总是感到充满希望。我曾经也是一个害羞的男孩，我知道自己需要多少能量才能获得改变；我永远感激那些发现我退缩但没有让我悄悄溜走的老师和朋友们。我太了解那种对于变得活跃的恐惧，以及当它真正发生时令人激动和发麻的兴奋感。

当一切进展顺利时，个体的心智，尤其是幼儿的心智，会在调谐而情感敏锐的照料下形成和发展。正如我们所有人一样，婴儿需要感到被爱和被欣赏，也需要别人理解他们的困难情绪。当我们感受到自己被那些理解我们的人牵挂于心（held-in-mind）时，我们对世界的感受则会大不相同。Lucca无精打采、没有火花的状态是由于缺乏良好的互动体验而造成的，理想情况下，这些良好的互动体验应该是在生命早期的几秒、几分钟、几小时，以及随后的每一天、每一周、每个月和每一年中逐步积累起来的。我们都需要拥有如Colwyn Trevarthen所说的"创造意义的同伴（companion in meaning making）"——一个能用同理心和好奇心帮助我们在这个世界上感到安全和愉快的人。幸运的是，Lucca还很年轻，能够对创造意义的新同伴做出回应，随着时间的推移，这个创造意义的同伴将转变为他内在的同伴和生命给予者。

第七章

从死寂中重燃火花

火花被熄灭与熄灭他人的火花

个体缺乏火花有可以理解的原因。我们大多数人都从小事中体会过这一点，比如，当某个人让我们失望时，我们会感到情绪低落或失落。如果一个人长期缺乏良好的体验，这种情况就会大大加剧。年幼的大脑具有极强的灵活性，刚出生的婴儿能够适应他们所在的环境。如果在某种环境中，比如在Lucca的孤儿院那样充满剥夺的环境，读懂别人的情绪并没有用，那么个体就会发展出与那些在充满爱的互动中长大的孩子或者遭受过暴力的孩子截然不同的大脑通路。例如，杏仁核通常与情绪相关的脑回路有关，被忽视的儿童看到愤怒的面孔时，他们的杏仁核的反应速度比大多数儿童更慢，而那些遭受过暴力的儿童在同样的大脑区域则表现出更快的反应速度。这是合乎逻辑的：如果我们时常经历暴力，那么识别危险信号并迅速做出反应是至关重要的；而如果我们被单独放在婴儿床上，就没有理由担心这种危险。

在个体被忽视的情况下，与识别情绪相关的脑回路活跃程度较低。这意味着，当和那些无法在情感或思想上跟我产生联系的人在一起时，我与他们互动的意愿就会降低。我也可能会在不知不觉中与他们产生共振，感染到他们迟钝的心理状态。实际上，研究人员发现，仅仅是听到具有回避和隔绝意味的言语，就会导致听者在之后的一段时间内对情绪变得不那么开放，并且更倾向于回避社交 ——这是一项非常有力的研究发现。

我们每个人都有可能不只是处于自身无火花的状态，同时还会去除他人的火花——不仅自己的火花被熄灭，同时也熄灭了别人的火花。在我的职业生涯中，最难做到的事情之一就是在这种"熄灭"的力场（damping force field）中保持情感上的活力和在场，找到希望、怜悯和激情。

在情感连接被切断后重燃火花：Rosemary 的故事

在和 Rosemary 进行治疗的最初几个月里，我感到深深的倦怠和恐惧，胃里像打了结，呼吸变浅、缺乏活力。鉴于她的经历，我出现这些感觉是可以理解的。如今三十多岁的 Rosemary 在她 6 岁时目睹了妹妹在家门外被车撞死的惨状。

她的父母曾在一定程度上责备过她，同时他们自己也感到非常内疚。

父母都变得抑郁，母亲有自杀倾向，需要时不时地住院治疗，父亲则埋头工作，并依赖阿片类药物。妹妹去世后，Rosemary没有得到她健康成长所必需的富有同情心的照料、慈爱的关注以及积极的鼓励。她的父母变得过度保护：不让她和朋友来往，几乎不允许她出门；禁止她参加课外活动，经常让她在上学期间留在家里，可能是把她当作了她母亲的情感支柱。当我和她见面时，她的生活非常受限。她独自生活，做着一份枯燥的行政工作，没有真正的朋友，大部分时间都处于隐居的半麻木状态。她曾经找过心理治疗师，但要么是她自己，要么是她的治疗师，很快就放弃了。

Rosemary苍白的脸色和缺乏活力的身体首先引起了我的注意。我猜测，她的面色苍白是由于缺乏日照或体育锻炼，再加上她过去情感封闭的经历所导致的。在悲剧发生的当时及之后，父母无法为Rosemary提供情感上的支持，他们自己都无法面对正在经历的可怕情绪，更无法帮助Rosemary。她需要有人帮她完成哀悼，让她逐渐走出阴霾，成为一个有活力的人。当然，她因为自己还活着而感到内疚，这是幸存者内疚（survivor guilt）的典型症状，如果她体验到希望、快乐、享受和未来，她就会感到很糟糕。她仿佛被困在了时空隧道（time-warp）里，无法摆脱未被处理的内疚、悲伤和创伤。

在我的治疗室里，Rosemary 常常静静地坐着，仿佛与椅子融为一体；她胆小害羞，大部分时间沉默不语，偶尔在我的提示下会用单调的语气讲话。我试着对她展现出适度的兴趣、关心和共情，培养她的安全感。她偶尔会和我进行眼神交流，但她的话非常少。有时，她会突然停下来，陷入一种深沉而无法触及的状态，目光呆滞，几乎是木僵状态，对我毫无反应。我感到自己必须时刻保持高度警觉，以免她陷入这种黑暗且无法触及的状态。

我开始害怕Rosemary的这种退缩（withdrawal）。每当我注意到这种情况发生时，我都会感到不寒而栗。有一天，当我再次看到这种情况将要发生时，我一反常态，不由自主地急切喊道"不要"。这种绝望的提醒足以让 Rosemary 回到当下，和我一起进入有活力、有连接的状态。Rosemary 需要有人相信她有能力活得更充实，与她一起感受和处理情绪，向她伸出援手把她从冰冷的深渊中拉出来，而不是像她父母那样对待她。有很多次，我都需要积极地把她从这种黑暗的深渊中拖出来。

我相信，正是我坚持与Rosemary建立连接的决心，使得她逐渐取得了进步。妹妹的事故发生后，她开始封闭自己，之后她的火花熄灭了，原本亮着的灯也熄灭了。然而，她人格中有许多尚未被激发出来的层面，也就是说，它们从未被点燃——因为她从未经历过那种充满关爱和相互受益的关系，从而无法充分激活她的潜能。

妹妹的死亡，加上父母的过度保护，使Rosemary陷入一种退缩的半解离状态（withdrawn semi-dissociative state），在这种状态下，她被困住了，而这种被困住的状态让人想起细胞危险反应。她需要有人为她而战，需要如Anne Alvarez所说的那样"被重新找回来（reclaimed）"，需要有人积极地帮她恢复生机。我采取的积极方法是尝试让她复苏，这是促进了解和信任安全感的必要前提，最终是为了健康地迸发出火花。在共情和希望之间寻求平衡是一项艰巨的任务。在Rosemary的案例中，共情是对她所经历的难以想象的痛苦的理解，而希望则是相信人际关系能帮助她重新振作起来。我需要进行尝试，我该向她那黑暗、窒息的深渊走多深，又该在多远的地方召唤她走向光明。

从迸发火花到产生连接

邀请Rosemary重新回到关系中只是我们工作的开始。她有许多"失活（deactivated）"的人格特征，这在父母无法容忍情绪的人身上很常见。这也让我和她的治疗工作充满挑战。和她在一起的时候，我常常感到有点儿心不在焉。实际上，我很惊讶她会来接受治疗。她给出的理由是感到空虚，这至少给了我一些希望，让我知道她至少觉得有些地方不对劲。

Rosemary身材消瘦，安静而疏远，她身体紧绷，皮肤苍白，肌肉松弛，眼神黯淡无光。她眼睛周围的肌肉——眼轮匝肌，与对情绪调节起重要作用的腹侧迷走神经通路相连——显示出一种缺乏活力的状态，这通常是一个不太好的信号。尽管她很有礼貌，但她却常常对我的关心表现出略为不屑的态度。当我尝试去思考一些可能困扰她的事情时，比如工作上的问题，她通常只是耸耸肩，或者偶尔会说一些诸如"你只需要继续下去"之类的话。这可能是她从父母那里接收到的缺乏共情信息的典型体现。

　　每次会谈开始时，Rosemary都会带着安抚性的微笑，依赖我来开启对话，否则就会陷入沉默。如果我询问她这一周的情况，她可能会平淡地讲述几件事。当我试图展开对话时，我感觉自己被挡了回来，因为她坚持认为没什么可说的。我开始变得稍微强硬一些。我可能会说："来吧，Rosemary，你可以多说一点的。我真的很想听，或许你并不相信我想听？"这样，作为回应，至少她能够看着我，有时还会微笑。

　　在Rosemary很小的时候，她就学会了情绪是不能被谈论的，并且最好是回避它们。我注意到，进入这个被称为心理治疗的陌生世界对她来说有多么困难。我问道："当你坐在这里的时候，比如现在，你有什么感觉？"她一脸茫然，不知该如何回答。我提高声音继续问："你觉得紧张吗？还是担心、愤怒或者尴尬？我在想，如果我说的比较接近你的感受，你可以竖起大拇指；如果我错得离谱，你可以把大拇指朝下。"她笑了，我说："那我们继续吧。"于是我们玩起了这个游戏，渐渐地，她开始享受我对她的关注，同时她对自己也越来越感兴趣了。

　　在另一节会谈中，当她再一次含糊地说自己很好之后，我说如果世界即将毁灭，她可能也会说自己很好。她笑了，她的笑声充满了希望的信号，表明我们可以开玩笑和产生连接，她的脸颊也有了血色。通过这样的互动，我们建立了一些真正的连接，这种连接可以成为重启和重燃火花的基础。在这个阶段，我的目标是和Rosemary建立信任感，让她可以相信安全感和人际关系，相信别人对她是感兴趣的。在很长一段时间里，我避免和她谈论创伤。因为这个时候谈论创伤对她来说为时过早，太难以承受了，因为她还没准备好处理那些痛苦的回忆；实际上，过早地谈论和面对创伤相关的记忆可能会让她重新回到自我封闭的世界里。

从安全化到哀悼

治疗开始起作用了。我开始询问Rosemary关于她身体感受的问题，比如她是否注意到自己在屏住呼吸，或者下巴轻微绷紧或双脚踢来踢去，这些表现有可能在告诉着我们什么。它们都是神经系统耳语的早期阶段。我说："我知道去理解这些身体信号对你来说挺难的，因为一直以来你处在一个不去感受任何情感的状态里。我知道在你的家庭里，困难的情绪几乎没有容身之地，它们会被认为是陌生的、令人讨厌的干扰。"她如释重负地叹了口气，脸上露出悲伤的神情。

在她对某个问题给出了典型的回避式回答之后，我尽可能地充满感情地说："你真的不相信我对你感兴趣，对吗？"她的脸上闪过一丝情绪，她被触动了。我接着说："情绪对你来说像个有点陌生的国度，尤其是这种想法更陌生：你的情绪可能对我、对任何人是重要且让我们感兴趣的。"她看着我，然后移开视线，开始走出她的舒适区。我再次注意到她闪过一丝悲伤，那是一种非常真实的感受。

这些悲伤的时刻让我们得以展开更多与痛苦相关的工作，处理关于妹妹的死亡，开始回顾那些令她震惊、恐惧、痛苦及难以置信的时刻。同时，我们不得不面对一个令人沮丧的现实：父母很难满足她的情感需求。渐渐地，Rosemary能够回想起妹妹的一些可爱品质，也能哀悼她在成长过程中本应拥有的姐妹关系的丧失。

慢慢地，Rosemary开始相信我可以陪伴在她身边。这就像是一个解冻的过程，她慢慢放松下来，变得柔软。在冰冷的防御之下，隐藏着很多深层的痛苦。一旦建立了信任，她就有足够的安全感来体验和处理这些痛苦。她有很多次会谈是在痛苦的泪水中度过的，但这是充满希望的，因为某种想法逐渐在她心中萌生：生活本可以是不同的样子，而现在仍然可以有所不同。

生命给予者的出现

这样的治疗工作持续了几个月后，情况有所改变。就好像Rosemary的生命给予者经过充分的补给和重启，开始显现出来。她告诉我，她希望自己的生活有所改变，她交不到朋友，因为她太不自信了，别人似乎对她不感兴趣。她紧张地透露，似乎没有男性喜欢她。我意识到，她不只感到沮丧，她内心深处更充满了渴望。

在接下来的几周里，我看到了更多的变化。Rosemary来到治疗室时，可以直视我的眼睛。当我深入探询并表现出兴趣时，她可以告诉我一些让她心烦的事，比如工作上的事情。如果她深呼吸，发出一声叹息，我会感到欣慰，因为这是横纹肌紧张的信号，表明她的某些感受可能正在被触及。她告诉我，在工作中，当同事们询问谁想去喝一杯时，她总感觉自己被固定在原地，动弹不得。几周后，Rosemary终于可以鼓起勇气说她想加入她的同事们。她本以为会遭到拒绝，但却受到了同事们的欢迎，她先前的经验受到了有益的挑战和颠覆。

Rosemary能够向我讲述她的强迫性倾向了，比如她需要
把一切都收拾得井井有条——这在那些自我封闭的人身上并
不少见，他们习惯利用生活惯例来维持自我的完整。我谈到
了她对混乱的恐惧，包括混乱的情绪。她的母亲也很讨厌混
乱。Rosemary把一张纸巾掉在地上，然后迅速捡起来。我
建议她可以故意多扔几张，很快她就在我房间里玩起了扔纸
巾、纸张和笔的游戏。这并不是有破坏性或攻击性的行为，
虽然我常觉得她可能会从略带攻击性的行为中受益。她正在
学习如何感受自己的能动性，如何把谨慎抛在脑后，像孩子
一样嬉戏玩耍，让自己更有活力——实际上，她开始迸发出
火花了。

几个月后，她告诉我她想去跳舞，并开始在家里跟着音
乐跳舞。她看上去很害羞，甚至很羞愧。我告诉她，我觉得
这样做太棒了。我感觉自己像一个父亲，在鼓励害羞的幼
儿表现自己，并问她是否愿意跳给我看看。她看起来有些尴
尬，但我隐约能感到她肌肉的变化，呼吸加快，脸颊泛红，
这些都是她充满活力和横纹肌紧张的积极信号。我问她喜欢
跟着什么音乐跳舞。她告诉了我，我鼓励她用手机播放这些

音乐。她这么做了，我赞赏地动了动头和肩膀，故意表现得有些笨拙，她笑了，我也跟着笑了。然后她加入进来，我们玩得很开心。更重要的是，我知道她很享受我对她的喜欢，这是年幼的 Rosemary 极其缺乏的体验。

走出舒适区

虽然许多治疗是关于处理痛苦、悲伤和焦虑等情绪的，对 Rosemary 也是如此，但她同样需要学会体验生活中有快乐、乐趣和相互享受的时光。

正如 Amy Cuddy 的研究告诉我们的，有时候"假装你可以，直到你真的可以（fake it to make it）"是很有帮助的。尝试新的姿态可以改变我们的心情，也可以改变他人对我们的看法。Cuddy 认为，当女性摆出她称之为的"力量姿势（power poses）"时，她们会感觉自己更有力量，也会因此被更认真地对待。研究表明，个体摆出收缩而非开放的姿势与抑郁情绪和低自尊有关，这与热情的姿态恰恰相反。

著名的精神分析师 Michael Balint 曾描述过一位才华横溢但总是对自己感到失望的病人。她头脑聪明，但考试却不及格；她活泼且善于交际，但无法处理好人际关系。她习惯了保持脚踏实地，并对Balint说，尽管她很想，但却从来没有成功地翻过筋斗。Balint给出了一个著名的回应："现在翻一个怎么样？"这时，她站了起来，在房间里做了一个空翻。Balint将此描述为"新的开始"，此后"她的情感、社交和职业生涯发生了许多变化，都朝着更自由、更有弹性的方向发展"。我们在Rosemary身上也看到了类似的情况，她慢慢地发展出了柔软的一面，但同时也发展出一颗有些狂野的心！

到治疗工作的最后阶段，我开始喜欢和关心Rosemary了。在治疗过程中，我再也不会感到无聊。她似乎很少会"消失"了，即使当她看起来可能要消失时，现在也很容易把她拉回来。她有了一种新的体验：与一个既能承受她的痛苦和绝望，又能喜欢她并对她的各种情绪状态感兴趣的人待在一起。她现在有能力进行情感活跃且投入的互动，而且毫无疑问地拥有了火花和生命力，以及一个初具雏形的生命给予者。

Rosemary遭受了双重打击。妹妹离世的创伤导致了她的退缩、解离性的麻木、火花熄灭、黯淡无光、希望破灭，变得死气沉沉。此外，由于没有人理解她、对她感兴趣或是欣赏她，导致有助于她情感活力发展的内在潜能受到阻碍。她因此而变得退缩，这在具有排斥和回避型依恋风格的人群中很常见，他们的大脑活动表明他们倾向于回避而不是靠近他人，并且对情感刺激的反应较弱。

到最后，Rosemary 的身体变得更有力量，也更有活力。同时她开始变得有魅力了，而且令她惊讶的是，她有了一些仰慕者。她现在能够更多地去体验和经历生活，而不是去回避它们，她有了坚强的脊背和更柔软、开放甚至有点狂野的心，她的期望、先前的信念都在发生着改变。

Rosemary 的进步遵循着一种常见的模式。我首先需要意识到她生活在一个令人窒息且死气沉沉的世界里，并和她一起承受，然后再尽我所能去涵容它。我需要确保我能靠近她，遇见她，在与她工作的时候，我需要比往常更加有力量。我需要确保她感到足够的安全和信任，这样才能让她变得柔软，并对我、对她自己的情绪以及情感世界感到好奇。只有这样，哀悼的工作才能开始。我把这个过程称之为重置，在这之后，才有可能重启，进而激发她的欲望、动力、希望、火花和乐趣。

第八章

孤独症谱系与保护壳

孤独症谱系的防御机制

患有孤独症的儿童常被描述为具有谱系障碍（autism spectrum disorder，ASD），他们可能会表现出与本书中提到的其他儿童相似的特征。和遭受过创伤的儿童一样，孤独症儿童很容易被嘈杂的声音所淹没，从而在面对超负荷的感官刺激时产生退缩。随后，他们会退回到重复且上瘾的活动中，比如数数、旋转身体、摇晃身体或是挥舞双手。实际上，他们是在面对危险信号时进行自我关闭。首次描述细胞危险反应的是Robert Naviaux，他发现关闭体内细胞危险信号的药物可以帮助孤独症谱系群体减轻许多症状。同样地，帮助这类儿童管理感知觉而不是被感知觉淹没的干预措施，诸如感觉统合疗法（sensory integration therapy），也能让他们感到安全，进而生活得更轻松。那些仪式性的行为、挥舞、重复的活动，通常是一种出于恐惧而让自己保持稳定的方式，是为了避免体验到威胁而自我关闭。当然，我们都会以较温和的方式做类似的事。以我为例，我小时候会吮吸领带、玩重复性的游戏以及边走路边数步数。

许多时候我们会在那些脆弱敏感的人身上看到类似的情况，而这种特点在受过创伤的人身上很常见。如果我们没有内化一个足够大的容器来处理复杂的情感体验，那么当威胁性刺激发生时，比如很大的声音或是意想不到的情况，我们就会感到不知所措，并通过自我关闭来进行防御。Frances Tustin是孤独症儿童心理疗法的先驱，她认为，许多孤独症谱系的儿童都会发展出她所说的"保护壳"，有人称之为外骨骼或"硬壳（hard carapace）"，以抵御那些多到难以承受的感知觉。这些可以理解的反应是一种防御性的麻木，有点像当电路有失控危险时保险丝产生熔断的情况。

与孤独症谱系的成人和儿童在一起工作时，我有时会有与被忽视的儿童工作类似的感受：倦怠和疲惫，感觉没有活力和火花。然而，科学解释了这种感觉。大多数具有神经典型性的人（neurotypical people）在观看人脸和无生命物体时使用的是不同的大脑区域，而许多孤独症谱系儿童在观看人脸和物体时使用了相似的脑回路。换句话说，这些儿童和成人有时会把人当作物品来看待和对待，这不是出于冷漠或是刻意为之，而是他们大脑运作的方式本就如此。对于我们这些希望他人能理解我们的社交暗示，并对我们的想法、欲望和动机感兴趣的人来说，要理解孤独症谱系群体并不容易。

神经典型性群体与孤独症谱系群体

Anne Alvarez建议我们帮助孤独症谱系儿童识别和建立人格中非自闭（non-autistic）的部分。这种将孤独症视为病理现象，并将其与"更健康"的神经典型性（neurotypicality）进行对比的观念，存在一定风险。这种观点不但没有帮助，反而低估了许多孤独症谱系儿童的天赋，也低估了与他们相处是一件多么有趣的事。然而，根据我的经验，许多孤独症谱系人群对神经典型性人群的世界感到困惑，并希望学习如何更好地参与其中。因此，也许更安全的思维方式是，我们应致力于建立神经多样性（neurodiversity），在重视孤独症谱系群体自闭部分的潜能的同时，发掘和培养其非自闭部分的神经典型性的潜能。

当一个孤独症儿童在孤立退缩的状态下，不停地旋转身体或挥舞双手时，可以通过把旋转动作转变为一种温和的游戏等方式，将他们拉回到人际交往的世界中。

Marvin 是一个孤独症谱系的孩子，他经常挥舞自己的双手。我靠近他，温柔地看着他的眼睛，深呼吸，然后摸了一会儿他的手，并对他说我会保护他，当我这么做的时候，他停止了挥舞。短暂的安全感降低了危险的信号，使他能够放松下来，与我建立连接。

另一个曾经在孤儿院长大的孩子会把身体缩成一团后摇晃。我会坐在他对面，用类似的节奏跟他一起轻轻摇晃。渐渐地，他注意到了这一点，允许我跟着他摇晃，并且似乎很喜欢我这样做。我们把它变成了一种游戏。他摇晃着身体，他的节奏会改变，我也会模仿他的节奏和速度。事实上，人与人之间身体的同步，与大脑和心率的同步以及共处的美好感觉有关。随后，我带头放慢节奏，他也跟着慢下来，这变成了一项有趣的活动，激发了我们之间的连接和活力。他身体的摇摆原本是防御性及自我中心的，用以应对感官过载；现在转变为与另一个人共同进行的人际互动，这个人能够给他提供安全感，他能与对方积极互动，并享受其中。一般来说，我们会看到相同的顺序：我们必须首先建立起安全感和连接，提供一个重置的环境，播下获得能动性和发起互动的种子，这一切共同开启了生命给予者迸发火花的可能性。

孤独症谱系人群并不是最典型的"无火花"候选人。事实上，孤独症的种类繁多，几乎无法构成某个固定的类别，或者正如有人所说的那样，"如果你见过某个孤独症患者，你就真的只见过那一个孤独症患者！"然而，许多孤独症谱系的人与无火花的人有相似之处，这可以作为一个很好的例子，用以说明如何将本书中的思维方式应用于更广泛的人群。去火花是一种关闭连接和防御威胁的方式，这也是我们经常在这类儿童和成人身上看到的情况。

对包括孤独症谱系人群在内的许多人而言，置身于这个世界的体验是难以承受的，他们会发展出多种防御方式来抵抗这种压力。Frances Tustin指出，许多孤独症儿童会随身携带坚硬的物体，如玩具车或石头，并紧紧抓住不放。他们这样做并不是因为这些物体具有什么象征意义，而是因为它们能带来一种物理上的聚合感，让人暂时摆脱无法整合的感觉。

这种行为背后的核心是一种恐惧，一种对"持续坠落(falling forever)"或"蒸发（liquefying）"的恐惧。许多行为，比如摇晃身体、挥舞双手、自我抚摸、紧握硬物，甚至是拼图游戏，都可以用来抵御这种淹没感或危险。只有通过共情性连接获得情感上的安全感，才能让他们逐渐放下这些防御。

我们许多人都有过或者曾经有过这类习惯。对某些人来说，这种习惯可能是强迫性地保持整洁或让一切井然有序。很多认识我的人都希望我的仪式性行为是强迫性地保持秩序，遗憾的是，我并没有这个习惯，但我有很多其他令人讨厌的习惯！我对孤独症的兴趣源于自己早年的淹没感体验。我现在知道，当我9岁独自一人在寄宿学校里表现得很奇怪时，我非常需要安全感，需要有同理心、善良且善解人意的成年人的陪伴。有时候，我们会利用一些防御机制来麻痹自己，熄灭自己的火花，从而应对那些感觉过于强烈的事情。然而，我们需要帮助才能走出这些困境，否则将显著降低我们在生活中建立有益关系和拥有愉快体验的机会。

无火花及点火失败：Mikel 的故事

八岁的 Mikel 显然处于火花既没有被点燃，也没有持续闪烁的状态，他很难被归入某个明确的类别。他被拉去做了无数次评估、测试和扫描，但儿科医生、精神科医生和多位专业人士仍然对他感到困惑。最终，他被诊断为孤独症谱系。这个诊断可能是正确的，也可能不是，但至少是一种理解他并使他获得医疗帮助的方式。他看上去有些奇怪：他的头似乎与身体无关；他走路很怪异，几乎是拖着脚走路，经常做出奇怪的手势，避免与人有眼神接触，他活在自己的世界里，而不是我们大多数人认为的有价值的人际交往中。

他是两个男孩中较小的一个。他哥哥是个很不快乐的婴儿，经常哭闹，很难被安抚。Mikel 早产 6 周，被描述为"乖巧"，而这个标签常常让我感到担忧。我猜想，他的父母在经历了养育第一个孩子的种种困难之后，能拥有一个安静的宝宝对他们来说真是莫大的安慰。然而，这导致的后果是很少有人跟 Mikel 进行互动。事实上，没有人真正记得 Mikel 婴儿时期的情况，这更增加了我的担忧：我有一种感觉，他从来没有被好好关注过。他的听力有问题，所以他很难理解父母或其他人，而听力不好可能使他生活在一个模糊的世界中。他的听力问题直到 4 岁时才得到治疗，但在此之前已经对他的听力造成了严重的损害。

Mikel 出生后不久，他的父母就离婚了。他的母亲性格活泼，工作繁忙，一直渴望离开这段婚姻。他的父亲是一名 IT 工程师，逻辑思维很强，生活在自己的世界里，很难与人交往；他性格脆弱，容易紧张害羞，有潜在的精神问题；离婚后他的精神崩溃了。Mikel的爷爷在他的祖国被杀害，Mikel的父亲曾亲眼见到过他的尸体。Mikel的家庭背景里发生过严重的创伤，但这些从未被谈论过。

让我们想象一下Mikel的早年生活对他的影响。他提前数周出生，被迫离开母体，需要被安置在保温箱里，他得到的不是关爱，而是明亮的灯光、不断更换的护士、脚上和手臂上的针头和令人不安的声音，事实上，没有任何事物能让他感到安全。他本应该适应父母的抚摸、感受皮肤的触感，通过他们的体温、心跳和呼吸调节自己，被他们的声音、气味和母亲的乳房安抚，实际上应该在充满爱的环境中平静下来。早在他的大脑能够感知到这些之前，他就已经接收到了危险的信号，而非增强安全感的信号。危险信号会导致自我关闭和断开连接，Mikel不得不切断感觉，转向自己，因此他会通过盯着某处发呆、自我抚摸和摇晃身体来安抚自己。

他被丢在一边无人陪伴，他的母亲变得抑郁，并对生下他感到后悔，他的父亲则与外界隔绝，并且感到绝望。他错过了婴儿茁壮成长所需的东西——充满爱意的互动，看到有人因为他的存在而眼睛闪闪发光，前语言期的嬉戏互动，微笑并被他人微笑以对，以及和别人一起欢笑。因此，他没有掌握参与社交的工具和技能。在幼儿园或学校里，他很少和其他孩子互动，最多只能通过令人讨厌的叫喊或是做一些奇怪的事情来引起别人的注意。

重燃火花的工作

我发现与Mikel相处并不容易。他有各种仪式性的动作——奇怪的手势、摩擦双手、敲打双脚、摇晃身体、发出咕咕声，他还会吮吸自己的衣服，出于我的个人经历，这个自我安抚的动作让我对他产生了一点同情。他的衣服看起来总是不合身，裤子很短，腿露在外面，衬衫皱巴巴的。我很害怕与他会面，因为这样的会面缺乏生机。

Mikel的声音带着拖腔，缓慢又生硬，难以理解——或许这并不奇怪，因为他的婴儿期根本没什么人跟他说过话，也没有人听他说话。他不会预想过有人会关注他的想法，并对此感兴趣。此外，他的听力问题也阻碍了他对声音及其他声响做出回应。比起进行富有想象力的游戏，他更愿意沉浸在重复性的玩玩具的活动中。我尽力去吸引他的注意力，我表现出兴趣，积极思考他的想法和感受，以及他可能正在经历的事情。我努力保持一些活力，坚持不放弃，寻找充满希望的时刻。当他因微微露出一丝微笑而显得更真实时，我会放大这个信号；或者当他对某件事表现出一点点兴趣时，我会尽量对他的举动表现出欣慰。这的确需要努力——而我确实是在"假装"直至有一天能真的做到！

我记得几个月后，出乎我意料的是，Mikel开始做一些看起来像游戏的事情。我从他慢吞吞的话语中解读出来，他开了一家商店，他是店主，我应该购买他摆在桌子上的东西。这是一个非常初级且很无趣的游戏，我很难对它保持兴趣。每当我去到他的商店，常常什么都买不到，这让我很沮丧。他会让我假装接一个电话，然后让我在沉默中等待。我常常在想，或许我正在体验他婴儿时期的经历：等待、沉默、没有回应，他所经历的是一片空白，而他原本应该经历别人对他感兴趣以及同调的相互关注，以促进心智和情感的成长。

我大声告诉Mikel，我想象中他的经历是怎样的，面对沉默和不可预测性会是什么感觉，我知道这种感觉是多么令人不安。渐渐地，他对我的反馈表现出了兴趣，对我尝试去处理他可能有过但意识不到的感受很感兴趣。显然，他很喜

欢这种方式，因为过了一段时间，他开始加大力度，积极地
让我感受要命的"等待戈多"❶的感觉。他越来越有兴趣看
到自己的经历被我处理、讨论并反馈给他。这让他感觉自己
更真实、被更好地理解和涵容。

有一天，他画了一棵树，这棵树完全没有根，就像飘浮
在空中一样。我想这正是他在这个世界上的感受，没有内
核，没有稳定性，也没有深度。大多数时候，我都感到无精
打采，好像陷入一团迷雾之中，担心自己和Mikel的工作毫
无进展。在我看来，他每次治疗似乎都是一样的，重复而无
趣，但我会强迫自己去理解他，让自己在心理上保持活力。

随着时间的推移，治疗工作有所进展。他的游戏中出现
了更多的角色，其中许多都是不可信赖的。游戏中出现了这
样的场景：我要信任某个人的时候，可能是警察或者顾客，
然后我被告知，我被骗了，他们是骗子。虽然这确实是他的
第一个有象征性且充满想象力的游戏，而且现在回想起来，
我本应该为他感到高兴，但事实上我感觉自己像是行走在泥

---

❶ 译者注：《等待戈多》（waiting for Godot）是爱尔兰现代主义剧作家塞缪
尔·贝克特的两幕荒诞剧。

潭中。

　　偶尔我会看到一些有希望的进展。我会大声说出自己想象中他可能经历过的情感状态，比如"被骗的感觉太让人难过了，这种感觉太可怕了"，然后又说"我被骗了，我感到非常生气，这太不公平了"，一边说还一边猛敲桌子。这时，Mikel 抬起头来，似乎对一个人可以感到愤怒的想法很感兴趣，原来愤怒的感觉是可以被人体验、表达和命名的。对于 Mikel 这样的孩子，愤怒是一种充满希望的感受，它表明对更美好的事物抱有某种信念。这是关于欲望、能动性以及火花的微弱信号，并且生命给予者也被点燃了。

　　他还会把时钟颠倒过来，向我表达他不想结束会面！这让我可以假装生气地谈论，在他还没准备好之前我结束这次会面，让他感到很沮丧。需要把他的感受表达出来，于是我强硬地说："这不公平，Music 先生，我很生气你要结束会面。"这使得他看着我的眼睛，然后笑了，笑得很开心。渐渐地，他在每次会面一开始见到我时，便会露出微笑，也会更热切地走向治疗室，几乎是一蹦一跳的，但老实说，我并没有注意到他有多大的变化。不过出乎意料的是，大约八个月后，学校报告说他表现得更好了，他不再咬自己的衣服了，与其他孩子的互动有所增加，成绩也有所提高。我大吃一惊。我不确定自己是否能相信这种变化；它感觉不太稳定，但也许这正是我在体验他对于缺乏信任和希望的感觉。

Mikel很早就退缩到他自己的世界里。早产、无人陪伴，再加上听力问题，以及争吵不断的父母把大部分注意力放在他哥哥身上，对养育Mikel没有兴趣，这些原因叠加在一起，使他的情况非常复杂。婴儿可以被描述为"突发事件探测器（contingency detectors）"，他们会留意周围环境中对自己产生影响的事物，观察父母对他们的微笑或哭泣等动作的反应。如果得不到回应，他们就会转向内在，如果放弃对外部回应的期待发生在最初几个月里，情况就会更加严重。这种转向内在世界的方式在早产儿中尤为常见。这些情感连接的体验，例如相互凝视、面部镜映、用有节奏的语言和手势交流，有助于婴儿获得安全感，变得柔和，可以去面对外部世界而不是转向内在世界，使他们以更柔和的姿态迎接希望，而不是从人际世界中退缩。

遗憾的是，Mikel和我在一起的那段时间，可能是他人生第一次经历有人真正努力地去理解他。我所做的，以及我们鼓励他的老师和父母去做的，最终取得了成效。就像

Rosemary一样，Mikel需要被唤回到生活中，或者可能是第一次被带到生活中。正如Anne Alvarez所说，退缩的人不需要多么复杂的心理上的理解；相反，他们需要的是有人对他们说："嘿，看，这里有生活，你也可以拥有生活，你可以加入进来"。Mikel，以及我们所有人，在某些时候都需要一声积极主动的"嘿"——一个唤回生命的呼唤，就像传说中把许多童话故事里的人物从沉睡中唤醒的亲吻一样。

我想Mikel身上或许总会有一些奇怪之处，但他跟大多数男孩越来越像了。他似乎越来越能跟自己的身体融合了，衣服基本上合身了，走路更挺拔了，眼睛可以更多地朝前看，并保持目光接触，而且他第一次在学校里交到了一些朋友。虽然他的预后还无法确定，但他已经变成了一个完全不同的，甚至招人喜欢的男孩。

重燃：治愈抑郁与心理创伤的新图谱

第四部分

伪火花：
那些错误释放的火花

第九章

欲望和令人成瘾的陷阱

最初的欲望

刚出生的婴儿如果被放在妈妈的肚子上，他们会慢慢地向乳房爬去，有时还会停下来看向妈妈的眼睛。尽管他们通常需要帮助，但他们还是一出生就可以抓握和吮吸。不管是爬向乳房，还是拥有母亲，人类最早的欲望和动力总是为了建立连接以及关系，获得情感的触碰。从生命的最初时刻起，欲望便显现出来——它是一种心理和生物因素共同作用下的生命力，一种推动我们走向情感连接的力量。

如果没有这样的欲望，没有食欲或寻求系统，我们的生活将会变得贫乏。食欲或寻求系统会驱使我们走向我们想要的东西，无论是食物、性还是其他美好的体验。从婴儿时期起，最能激发欲望和奖励的是对关系的渴望——事实上，这应该是大多数人一生中最主要的动力。但对于很多无火花的人而言，情况却非如此，他们转向内在，求助于收缩和自我安抚，拒绝连接。之后，他们的生命力和欲望就会减少，无法像之前那样转向他们的生命给予者，他们会退回到一种隔离的和对未来不抱有任何积极的期待的状态。

我认为，引发大多数成瘾现象的因素是难以调节的感受，而这一切都根源于过去缺乏良好的情感连接。成瘾是一种麻痹、收缩，避免经历我们想要逃避的痛苦和困难感受的方式。多年来，我一直在与遭受不同成瘾问题（包括酒精、毒品、强迫性购物、食物成瘾以及色情片和游戏成瘾）困扰的人打交道。每个成瘾物都有不同的效果，使用的原因也各不相同。然而，他们几乎总是被用来弥补内心美好感觉的缺失。

我们都有成瘾的倾向，无论是对巧克力、蛋糕、葡萄酒、智能手机、游戏、购物还是其他任何东西。我自己的这类倾向包括屏幕、"立即购买"按钮，以及一些看起来健康的东西，比如锻炼或工作。当面临困境，比如压力、坏消息、焦虑、拒绝时，我们经常诉诸我们的成瘾物。为了被避免被成瘾拉扯，我们需要找到一种途径来耐受这些困难的感受，极大地包容它们，而不是通过屈服于我们所选择的成瘾物来抵御它们。

寻求奖励：好与坏

成瘾依赖于大脑中原本就存在的、与寻求快乐和奖赏有关的一些系统，这些系统在我们的进化历史上发挥着积极的作用。例如，它们驱使我们追求食物和性，没有它们，人类就无法繁衍后代并传递基因，生活将会少了许多有益的收获。

当然，在整个进化史中，当我们感到有需要时，我们的奖励寻求系统是最活跃的。狮子在饱餐一顿后就不会猎食了；包括人类在内的哺乳动物也很少在满足性欲之后立即寻求性行为。如果我们感觉相对安全、松弛和情感上的在场，我们可能不会不断地寻求新的奖励，但当潜在的奖励出现时，我们仍然会有信心和灵活度来做出反应。例如，如果狩猎采集者们意识到他们有可能猎获营养更为丰富的动物或是窃取到蜂蜜，他们可能会立即放下手头的一切。

他们也可能会进行一场漫长的狩猎游戏，追踪一个动物几个小时甚至几天。这需要努力、动力和对最终获得回报的期望。在我二十多岁的时候，我买卖古董，我经常想，我讨价还价的行为是否有点像狩猎，甚至更加令人上瘾！

我们的大脑学会了如何寻找并获得快乐。如果我有了一段愉快或令人兴奋的经历，当我想要它再次发生时，我的奖赏回路可能会被激活。这种经历可能是一个孩子和慈爱的父母在一起；可能是我经历了一个浪漫的夜晚；也可能是一棵有蜂蜜的树。大脑中有一个叫作VTA（腹侧被盖区）的区域，它是产生大量多巴胺等神经递质的地方。VTA连接着大脑的许多其他区域。所以，如果某件事是有奖赏性的，比如爬上一棵树找到蜂蜜，这个系统就会提示："嘿，感觉很棒，让我们再来一次吧，我必须记住所发生的事情并重复一遍。"中脑边缘奖赏系统涉及大脑回路的几个相关区域，比如杏仁核（与经历中的情绪有关，"哇，感觉太棒了"）、海马体（"是的，我必须记住这个地方"）、伏隔核（帮助导航至潜在的奖励），以及前额叶皮质（帮助解决具体如何实现的问题）。在得到我想要的东西之后（比如甜美的蜂蜜或充满爱的性接触），与满足感相关的神经递质（比如催乳素、内啡肽或催产素）就会释放，这些都与爱的感觉有关。很不幸，许多受困于成瘾问题的人并没有体验到如此丰富和自然动人的积极体验。

如果我们内心是死寂的，缺乏火花的，那么我们可以通过成瘾活动来抵御这种状态。缺乏火花可能是由被忽视、习得性无助、抑郁、创伤或当前的生活状况所带来的结果，而它意味着远离生活和希望。正如 Gabor Maté 等人指出的，许多成瘾行为都是试图填补这些空洞，而这些空洞往往是由创伤造成的，但这种尝试往往会导致我们的奖赏系统失去平衡。

我们可以尝试通过行为管理来控制成瘾，比如突然戒断或移除成瘾物，但如果不具备情感健康的条件，那么这些方法的效果是很有限的。当然了，这种健康的条件包括令人满意的人际关系、安全感以及信任和放松的感觉。只有这样，重启才会朝向更为健康的方向寻求奖励——当然，最健康的来源是人际关系。

转向成瘾：Shura 的故事

14岁的 Shura 在 5 岁时被英国一个中产阶级家庭收养。然而，从一开始，她就显得缺乏热情，反应迟钝，对生活不感兴趣，并且对从关系中获得奖励不抱有任何希望。她生命的最初几年是在国外的两家儿童收容所度过的，在那里她是被忽视的，还接触到了不适当的性刺激。几乎没有关于她亲生家庭的任何信息。

我真的为她的养父母感到难过，他们非常想养育好Shura。后来，他们又从另一个国家领养了一个女婴，她很聪明、精力充沛、有兴趣、有爱心，和她在一起很愉快。相比之下，Shura似乎毫无生气，她眼神空洞，面无表情，身体动作笨拙，无精打采。实际上，她几乎没有火花。

Shura的情况与对许多早期被忽视后又被收养的儿童所处困境的研究相符。他们通常表现出诸如很低的情绪识别力、情感寡淡、给予和接受关爱的能力较差、对一般快乐不敏感以及社会关系疏离等特征。事实上，研究发现，他们的整个大脑区域都活跃度较低，而对于那些很早就被安置在关爱家庭的更幸运的孩子来说，这种情况在一定程度上会得到改善。

早期被忽视会影响与寻求奖赏相关的大脑回路。它改变了多巴胺能神经元的发育方式，并减弱了大脑区域（如前额叶皮质区与中脑边缘奖赏系统）之间的连接，如果早年生活很顺遂，那么这些连接会更强。这是有道理的。如果我们有过或者期待有好的经历，那么生活就会更有意义，引发更多火花。正如我们在其他"用进废退"的场景中看到的那样，像Shura这样被忽视的孩子，他们的社会奖赏回路很少被使用，这些回路在大脑中的"在线"状态也更少，这让他们更不愿意寻求好的体验。

一般来说，当事情进展顺利，我有一个好的体验时，我就会记住它，并尽我最大的努力使它再次发生。被忽视的孩子还没有学会对有奖赏的体验抱有任何期待。他们预期的是空白，而不是更幸运的孩子所期待并试图重复的有奖赏的时刻。孤零零地躺在婴儿床上的孤儿，偶尔会发现嘴里叼着的奶瓶。同闪耀着火花爬向乳房或对着慈爱的父母微笑的新生儿相比，他们有着截然不同的动机系统。对大多数婴儿和儿童来说，最大的动力和奖励是充满爱的、相互愉悦的关系。不幸的是，像Shura这样被忽视的孩子缺乏这些，而如果没有情感连接，就会出现情感关闭状态，这与细胞危险反应相似。陷入封闭状态的人是缺乏希望的，他们的思想和身体都缺乏生气，大脑的奖赏回路也不那么活跃。

快感缺乏

毒品和其他成瘾物能给人带来一种短暂的兴奋感，似乎能把人从去火花、窒息的状态中解救出来。我们经常在像Shura这样的被忽视的幸存者身上看到这一点。奖赏的物质（如毒品或色情片）会产生一种刺激，通常被称为多巴胺刺激。它可能会令人兴奋，但只是短暂的，不能提供真正的满足感。刺激过后，以前的感觉很快就会回来，从而进入寻觅刺激的恶性循环。

Shura很符合这种模式。她通常是一副闷闷不乐、无精打采的样子，符合快感缺乏的描述：无法感受到快乐和无法寻求奖赏。Shura没有什么兴趣爱好，也没有真正的朋友，我感觉人群对她而言并没什么吸引力。许多快感缺乏的人在遇到困难时又会倒退至成瘾行为，比如吸毒、暴饮暴食或强迫性使用屏幕。尽管这些能让人暂时从情感麻木或空洞感中得到缓解（这些简单的奖励不需要付出多少努力），但最终并不能改变快感缺乏本身。

不幸的是，所选择的成瘾物会随着时间的推移而变得越来越无法满足需要，需要更多的量才能获得最初的快感——无论是更强的药物还是更刺激的色情作品。许多成瘾者在试图戒掉毒瘾时会经历高水平的快感缺乏体验，复吸在此时会变得非常诱人。

Shura在社交媒体上花了大量时间。因为她很安静，不愿与人交往，所以她在"社交雷达"下消失了。然而，她开始参与一些令人担忧的活动，诸如与年长的男性进行视频通话，观看色情片，并被哄骗向学校的男孩发送色情图片。我们不知道她的神经化学系统发生了什么，但我们知道，这种成瘾行为在快感缺乏的情况下很常见，通常用来摆脱情感的寡淡。可能早年不适当的性接触导致她被性化的图像和互动所吸引；然而，我们无从得知，但也许这些画面比她生活中的任何东西都更具有刺激性，并不断吸引她徘徊其中。

什么是有帮助的

起初，我必须积极地帮助Shura的家人认识到：鉴于她早年生活的背景，她的这些行为是可以理解的。人们很容易把她的无精打采和冷漠看作是懒惰、挑衅、固执，或者是对父母养育的故意冒犯，甚至认为这是由于她"基因不好"，而不是将它视作由早期被忽视的经历带来的一种反应。

当他们了解到她的经历所造成的影响，比如在很久之前她便已经关闭了希望时，她的父母变得更能共情她，更能留意到充满希望的发展迹象。重要的是，那些表明Shura需要父母的微弱信号变得明显起来，比如，当他们离开她出去一会儿时，她会去看电脑或开冰箱，这显然是她试图填补情感上的空洞。他们了解到，Shura 并不是在做坏事，而是在表达一种她没有意识到的需求——在这种情况下，是对父母的想念。这样的洞察使她的父母松了一口气。同样，我们也可以帮助她的老师发现导致她退缩的原因，这样他们就可以不那么针对她，并且更能理解她。

在家庭会谈中，我们了解到 Shura 的模式已经根深蒂固，并且看到这些模式是如何在家庭互动中表现出来的。当别人谈到 Shura 是如何退缩时，她是无法理解的，事实上，如果家人多抱怨一些，她只会更加退缩。然而，当她的父亲提到他们是多么喜欢她加入家庭活动，以及他们都想帮助她参与家庭生活时，她是可以做出回应的。被需要的感觉对她来说是带着希望的火花，是比她先前的嗜好健康得多的火花。

他们学会了觉察一些微小的线索，这些线索渐渐成为神经系统的传感器，比如一个动作暗示他们是靠近而不是远离，或是一个微弱的信号表明她受伤了。他们可以及时地谈论感受而不是回避。例如，如果我们中的任何一个人暗示她嫉妒她的妹妹，她可能会感到被责备，但她的母亲可以谈论她自己小时候是如何嫉妒别人的，我也同样谈到了我是如何感到嫉妒的，这没关系，实际上这是想要亲近的一种反应。
Shura留意到并接受了这一切，我们知道她开始感到被理解
了。她开始期待能参加周末的家庭游戏，减少自己独处的时
间，不再总是需要被哄着。当然，她还是有点喜欢被人追，
但谁不喜欢呢？我们努力确保父母双方都表现出对她参加家
庭活动的兴奋之情。

　　Shura的信心已经在增强，当她接受每周两次的治疗时，
她的自信又有了一个飞跃。我们担心她会将治疗视作失败的
标志，但之前的家庭工作似乎得到了回报。她现在相信人
们希望带给她最好的，而更重要的是人们相信她是能够改变
的。事实也确实如此。她开始慢慢地在学校结交朋友，她的
学习成绩也有所提高，部分原因是她更努力了，有了更多的
希望和信心，不再那么孤僻了。她变得更加开放地接纳生
活，更加能识别情绪信号，换句话说，她的生命给予者正在
闪耀着火花。

　　这是一项缓慢的工作，没有奇迹般的治愈。幸运的是，
我可以与Shura的父母一起工作几年，帮助他们避免经常陷
入挫败和想要放弃的境地。有趣的是，我们几乎没有直接
限制过互联网的使用，尽管Shura现在被限制在客厅使用屏

幕，所有人都能看到。我们所做的是点燃其他系统的火花，那些快乐和奖赏系统，尤其是来自人际关系的快乐和奖赏：Shura 有能力放松，并且沐浴在和那些正在学会欣赏她甚至喜欢和爱她的人一起的时光中。伴随着这些希望的转变，她对成瘾性活动的需求也逐渐减少了。

通常情况下，成瘾是症状而非根本原因，通过激发其他系统重新平衡了 Shura 的内在驱力。她开始从生活中更平凡的事物中获得乐趣，先是家庭，然后是朋友，后来甚至还有学业。幸运的是，她还发现自己具有音乐天赋，成了一名出色的吉他手。这很有帮助，使她能够表达自己，也让她在学校获得了一定地位，并参与了社团生活。Shura 现在可以绽放火花，而且，正如我经常看到的那样，这一切都产生于彼此感到愉悦和安全的人际关系中。

创伤、成瘾与多巴胺能系统

许多在童年期遭遇过创伤等不良经历的人会被成瘾的诱惑所吸引，他们对追求美好体验的倾向性较低，不容易感到满足，也更有可能经历快感缺乏。像 Shura 这样的人在成长过程中没有体验过多少爱和快乐，他们通过上瘾般地寻求无法带来真正满足感的奖励来弥补这些快感缺失。事实上，科技公司和游戏公司都很擅长让我们保持在线状态，刺激我们对奖励的渴望。在Facebook上获得"点赞"和新的"朋友"关注会过度刺激大脑的多巴胺能区域，如伏隔核，但这一切却并不会带来真正的满足感。

Shura是那些无意识地加入成瘾人群的典型代表。在几十年前的实验中，研发人员将电极连接到老鼠大脑的奖赏回路上。这些老鼠可以通过拉动一个杠杆来刺激这个区域，它们几乎不停地这样做，每小时超过2000次，忽略了包括饥饿、口渴、附近的潜在配偶，以及幼崽（对雌性鼠而言）等其他所有需求。当然，我们在人类海洛因和其他成瘾中也看到了类似的情况。

在成瘾中，我们很难评估某件事对我们来说是好还是坏。普通的动物，无论是老鼠还是人类，当被给予它（他）们喜欢但同时吃了又会生病的食物时，它（他）们会拒绝这种双刃剑般的给予。而在成瘾的老鼠或人类中却不是这样，它（他）们无论如何都会冲着奖励而去。即使是非常饥饿的老鼠也不会为了得到它们想要的食物而穿过一条会受到痛苦电击的道路，但成瘾的老鼠会忍受惊人的痛苦来获得毒品。

我们在人类吸毒者身上也看到了类似的情况，例如，他们会为了获得毒品而从所爱的人那里偷东西或背叛他们。

我们的进化史并没有让我们为当代的成瘾症状和诱惑物做好准备，比如电子游戏或新型毒品。如果我正在猎捕食物，并且我知道我的猎物或奖赏就在附近，我大脑中的多巴胺水平会急速上升，从而加倍努力。一些健康的东西在这里被点燃，帮我保持在实现目标的正确轨道上。这就是神经学家 Andrew Huberman 把多巴胺能系统称为一种勇气回路的原因。这与当代新型毒品甚至社交媒体刺激渴望并追求触手可及且轻而易举的奖赏方式非常不同。

一旦我得到这个奖赏，寻觅系统的强度就会降低，其他区域就会占据主导地位，比如满意和感觉良好。在成瘾中，其他满足方式的来源——比如在成功狩猎后得到的兴奋感和地位提升感，或者由亲密的友谊或性行为带来的爱意所触发的催产素激增——往往会消失。一个健康的系统只有一部分在放电，或者延用"电路"这个比喻：如果所有的电流都只流向一个地方，那么伪火花和短路会出现在其他必要的体验中。需要再次强调，我们对 Shura 这类人的工作是通过培养安全感来重置，然后重启以获得更为健康的火花。

第十章

成瘾与后疫情时代的隐忧

恐惧、断连与疫情

正如我们所看到的，威胁会让人转向内在，远离连接、信任和希望。在撰写此书的时候，现在看起来很正常的事情，在不久之前还被认为是难以想象的。人们对街上的其他人心存戒备，把因恐惧而生的不信任写在脸上，反感甚至憎恶透过身体动作表达出来，而友善却遭到质疑。这个世界不是一个安全或友好的世界，旁人，甚至是我们最亲近的人，经常被视为是危险的。

对被感染的恐惧与对社会的憎恨和厌恶密切相连，在这种感觉中，脑岛等大脑区域非常活跃。这有其合理的进化根源——这是一种行为免疫系统，可以使我们避免暴露于病原体的风险，但它也会带来不幸的副作用。成为别人厌恶的对象，被当作"不可接触的"以及被视为潜在的病原体，这种感觉并不好。排斥和情感上的拒绝确实会让人感到痛苦，刺激大脑中的通路，就像身体疼痛一样。疫情期间，我的来访者之中似乎受影响最小的是那些具有强迫性特征的人，他们原本就热衷于卫生，已经有些封闭、不信任和焦虑的体验了。

疫情暴发前的世界也绝不是完美的，但那时人们很乐意互相拥抱和亲吻，与陌生人握手，会毫不介意地触碰或处理别人接触过的物品，也不介意在公共交通工具上以及室内空间与他人呼吸相同的空气。触碰本身是如此重要：它能产生强大的神经化学效应，包括催产素的释放，它与充满爱的、温暖的感觉以及信任和豁达的感觉有关。它对我们的健康大有裨益。独居、孤立、缺乏触碰，这一切都与身心不健康相关，它们对健康构成威胁，并与疾病发生率有关。

自疫情暴发以来，许多同行都被喷涌的心理治疗转介所淹没，当下许多来访者也都报告说，他们的焦虑和抑郁程度与日俱增。研究表明，抑郁、焦虑、自杀，当然还有药物滥用，都在大幅增加。这是典型的去火花。当然，只有感到安全、被爱和相互连接才能产生希望和火花，而我们中的任何一个人都有可能已经因受到孤立、隔离和恐惧氛围的影响而感到绝望。我们都有一些成瘾的倾向，而许多人都注意到了这些冲动和强烈欲望在这段时间有所增加。肥胖人数剧增，

酗酒和使用屏幕的活动（如玩游戏、漫无目的地上网和社交
媒体活动）也同样如此。我承认我比以往任何时候都更了解
足球八卦!

从死寂和成瘾中恢复过来：Chuck 的故事

现代社会有很多因素会增加人们以成瘾的方式行事的
倾向。当代的娱乐性"毒品"引发了人类进化过程中始料
未及的多巴胺的激增，它们具有强大的成瘾性，并常常在
使用后产生可怕的"低沉"。许多社交媒体和技术都让我们
欲罢不能，不断寻求更多的"点赞"或新鲜事物。多巴胺
水平在所谓的"变量奖励（variable rewards）"中飙升，"变
量奖励"指的是奖励的性质以及何时获得奖励的不确定性。
例如，我们在玩老虎机时可以看到这一点，并且可变奖励
算法被巧妙地设计进了成瘾性的活动中，如色情片、游戏
和社交媒体。

20岁的Chuck是家中唯一的孩子，他早年的生活很艰
难。在他幼儿时，他的母亲就在长期患病后去世了。他是由
父亲抚养长大的，他的父亲很严厉，有强迫症的特征，而且
很难对他人产生共情。随着疫情的暴发和他的大学的关闭，

Chuck回到家里和父亲住在一起，而他和父亲的关系原本并不融洽。

Chuck加强了疫情前就有的防御，独处期间他花了大量时间在电游或社交媒体上。维持火花所需的良好的社会连接和充满爱意的关系现在变得稀缺。他小时候很不自信，还有点孤僻，现在他又恢复到了过去的样子。在此之前，他在大学里过得还不错，他在宿舍同朋友和熟人交往融洽；在课堂上和俱乐部里交了一些朋友，并且拥有相对充实的生活。

在青少年时期，他曾尝试过毒品，包括能引发大量多巴胺激增的新型毒品。当搬去和父亲同住时，他失去了同伴，孤独感更加强烈。虽然他设法及时戒掉了毒品，但他还是在与成瘾的渴望作斗争。在上大学之前，他花在屏幕上的时间超过了健康水平，但进入大学后他有了更多的社会接触，设法控制住了这一点。

当疫情到来时，他不得不回到父亲家里。他的孤独感又回来了，随之而来的是颓败和绝望的感觉。我曾在他所在的大学城与他会面过，在疫情隔离期间，我们设法保持了视频会谈，但他似乎已经放弃了希望，情绪低落，没有什么动力。

无论如何，Chuck 都处于危险之中，因为他错过了早年生活原本应提供的奖励，例如沉浸在赞美中，或是享受共情的互惠关系。在他小的时候，他的父亲是一个焦虑和刻板的人，作为一个孩子，Chuck 的笑容并没有得到热情和宠溺的回应。事实上，抑郁的母亲所生的婴儿，其多巴胺水平在几个月后就会低于平均水平，这并不意外，因为他们缺乏有益的体验。同样地，经历过忽视的孩子体内催产素水平也较低，而催产素对爱的感觉、信任和慷慨等体验至关重要。

他的不自信和封闭可能源于他的早年经历，作为一个年轻人，他无法找到并拥抱希望和生命给予者。因此，Chuck 沉溺于游戏、色情片和社交媒体是很容易理解的。

让人们成瘾的环境

老鼠实验为我们提供了这一过程的线索。将老鼠单独放在一个装有两个瓶子的笼子里，其中一个瓶里装着海洛因，另一个瓶里装着水，老鼠会不断地选择海洛因，并且上瘾了。当时这些研究用来表明成瘾的问题源于毒品的可获得性。然而，若干年后，人们重新实验并思考了这个问题：老鼠被放在一个有丰富刺激物的笼子里，笼里包括它们的同伴、性伴侣以及许多有趣的游戏设施。这些老鼠需要做类似的任务，即在装有海洛因和装有水的瓶子之中做出选择，然而这次海洛因几乎没有被动过。它们过着充实、丰富的生活，不像那些孤独的老鼠那样麻木、没有火花，也不需要海洛因来帮助它们感觉更好。

虽然我们可能会哀叹游戏、色情片和各类毒品的成瘾问题，但一个缺乏真正奖励和满足感的环境——当然，也是一个充满压力和创伤的环境——导致了成瘾的易感性。

使用娱乐性"毒品"会刺激大脑的奖赏回路，让人暂时感觉更"有活力"。快感缺乏（即对生活乐趣感的缺失）与多巴胺水平低下有关。事实上，服用降低多巴胺水平的药物，例如一些抗精神病药物，会导致快感缺乏。当一种成瘾性毒品的作用逐渐消退时，我们会看到一种快感缺乏的萎靡，这正是个体需要获得良好的支持，以避免复发和再次成瘾的时刻。

更糟糕的是，当多巴胺受到诸如可卡因等毒品的刺激时，甚至可以通过将可塑性干细胞转化为多巴胺神经元来调节基因的开启或关闭，这个过程被称为"多巴胺化（dopaminylation）"。多巴胺化会导致更多的多巴胺基因表达，重塑了大脑的奖赏回路，使人们更容易上瘾。康复绝非易事！

康复的过程

在疫情之前，Chuck对心理治疗的信任度在逐渐增加，尽管他不太相信我会真心为他着想，或者他对我来说是个有趣的人。毕竟，这与他早年与成年男性相处的体验不同。在疫情时的视频咨询期间，我能够感觉到他的退缩，当我们能再次回到面对面工作时，我长舒了一口气。我错过了借用身体进行感知，和与他的神经系统"耳语"的方式来解读他身体的暗示，并帮助他也读懂这些暗示，比如当他变得焦虑或不安时的微妙迹象——呼吸急促、懒散的姿势以及肌肉的紧张。

封闭隔离让他面临更大的风险：被隔离，缺乏自信，他主要接触的人变成了让他越来越焦虑、一直在与自己的心理问题作斗争的父亲。我们努力想办法让他得到帮助。在家期间，他加入了一个由大学资助的在线支持小组，他很高兴能与其他人见面并分享他们在隔离期间的困难经历。在得知自己不是唯一一个陷入这种负面情绪中的人时，他感到非常宽慰。再次证明，好的情感连接，哪怕是线上的也是能带来满足感与安全感的。

通过互助小组，Chuck 找到了帮助他人的方法，即支持当地的食物银行，并提供所需的物资，这是一个巨大的转变，因为他过去几乎只能看到自己及父亲的需求。当他描述自己的新活动时，他的眼里闪烁着光芒，显然他感到自豪并且有了新的目标感。他也变得更加自我怜悯了。这促使他向食物银行的另一名工作人员吐露了自己的成瘾倾向，尤其是游戏成瘾。他又加入了另一个互助小组——一个针对游戏成瘾者的12步计划小组。他不仅设法戒除了自己的习惯，还对成瘾的机制产生了更大的兴趣。事实上，他在某种程度上成了专家，甚至将他大学的一个专业转为心理学，他的目标是进行研究生深造。

Chuck 萌生了一些希望。正如 Huberman 所言，多巴胺能系统不仅与毒品和成瘾有关，而且在我们面临挑战时推动我们前进，赋予我们坚持不懈的韧性。凭借他新获得的自信，现在 Chuck 敢于对自己能够建立一段恋爱关系抱有希望，并且他开始了在网上约会。治疗、支持他的团体和加深的友谊让他更具安全感并能够重启他的生活，他也在慈善工作中找到了激情和火花。起初，我对他的担心是因为他通过网络进行约会，而他不停地刷屏看起来很像他游戏成瘾时的状况。我还担心他会沉迷于短暂的性接触，因为他似乎陷入一种对延迟的青春期实验的狂热中。然而，随着时间的推移，他发现自己爱上了一个人，并与之建立了长期的关系。就像老鼠在有丰富刺激物的笼子里（而不是孤立的、隔离的），至少暂时他不再需要旧的成瘾物，因为他拥有了一个由兴趣激发的，具有自我信念、爱和希望的有意义的生活。

勇气激素多巴胺：Peter 的故事

Andrew Huberman 曾提出多巴胺能系统在没有过度刺激和失衡的情况下使我们能够追求目标、专注任务、不放弃并享受挑战。当希望、信心、热情和我们的生命给予者背弃我们的时候，这个系统就会关闭，从而导致这个系统被屏幕或毒品等当代的诱惑物轻易控制。

我相信，我们想要的奖励机制是，当我们感到想要放弃时，它能为我们加油；在前方道路还很漫长时让我们保持动力。这证实了神经科学家 Richie Davidson 在安全、外向的幼儿和成年人身上发现的一些现象。那些以积极开放的心态追求体验，并且与拥有火花的生命给予者一起的人，他们大脑中与积极情绪相关的左前额叶区显示出更高的活跃度。正念也会引发大脑前额叶在激活中产生类似的左移，这部分激活与希望和主动接近而不是逃避的心理状态有关。

我在 4 岁的 Peter 身上看到了这一点。他很脆弱，很容易退缩到意志消沉的状态。出生后他的父亲就生病了，而他的母亲抑郁、焦虑，情绪有些不稳定。Peter 缺乏活力、热情和火花，是一个悲伤、不自信的男孩。他经常会尝试一些事情，但失败后就会崩溃地陷入巨大的悲伤之中。他太小了，还不会有真正的成瘾，但他确实会退回到重复的仪式中来让自己平静下来或变得麻木，例如扭动手，摇晃身体，或是做其他感官刺激动作（比如将沙子从一个容器倒进另一个容器）。

有一次，我们正在用积木搭一个玩具房子，而房子眼看就要塌了。我开始紧张起来，为积木到处散落做好准备，过去这种情况会导致 Peter 崩溃。当积木落在地板上时，我振作起来，努力大声喊出"哗啦"，我试图表达力量、冲击和震惊，但也传达出这是可控的，甚至是令人兴奋的。实际上，我是在试图面对这种体验，而不是远离它。

Peter 正准备要放弃，他的上嘴唇颤抖着，这时我捡起几块积木说："我们可以再搭一次，看。"我试着给他树立希望和恢复的可能性。我替换了几块积木，他看着我，试图接受灾难（发生后）是可以恢复的。当我们修好它后，他想开始重新建造房子，对于之前让他感觉到可怕和崩溃的事，现在他几乎是怀着一种愉快的心情开始期待它的发生了。希望得以修复，他没有放弃，在接下来的几个星期里，这一幕一遍遍地重演。就好像他在练习希望、复原力和努力一样，他的生命给予者好像被点亮了。我觉得自己像个骄傲的父亲！

和我们所有人一样，Peter 需要别人给予他希望，这是他母亲在那个时候做不到的。他从新游戏中培养了自信，比如在家具间跳跃。在我成为治疗师的早期，可能我会觉得我应该共情他那些突出的恐惧和焦虑，但现在我知道他需要我对他的能力表示信任，而不仅仅是忍受他的恐惧。当他快要放弃的时候，我说："也许 Peter 能做到……"他就能坚持下去。在他接下来的几次尝试之后，我总是得意地说："是的，你做到了！"结果，他的奖赏系统被点亮了，他的笑容显示出他的快乐和兴奋。我帮助他获得了充满希望的积极情绪——那些幸运的孩子认为理所当然的情绪。很快，Peter 开始独立做这些事了，甚至变得如此活泼，以至于他的父母担心他会变得"淘气"！

Peter 需要一些帮助来培养乐观和主观能动性。显然，高估自己的能力是危险的，然而像 Peter 这样的孩子却面临着相反的风险，他们太容易放弃，变得无助。起初，在他游戏中，他的玩具动物们对待彼此都是小心翼翼的，例如，如果一只动物伤心或受伤，他会立即找另一只动物来抚慰它。对一些孩子来说，这样的同理心是一种胜利，然而 Peter 需要知道，他的力量、权力和能动性是可以被接纳的，并且一点点伤害是可以恢复的。我学会了强调动物的健壮，它们会打架、会攀爬、会叫喊、会提出要求、会吵闹、会活泼好动，不会被同伴的悲伤或愤怒吓倒。很快，我们俩不论在玩玩具动物，还在玩身体运动类游戏（比如老式的粗暴、激烈的打闹游戏）中都变得更活跃且具有挑战性。

事实上，很少有父母希望孩子变得更吵闹，但是像 Peter 这样的孩子们，他们可能过于脆弱，需要帮助才能变得强健和充满活力。幸运的是，他的父亲正在康复，同时他的父母也得到了帮助，现在他们更能鼓励Peter的力量和活力了。最终他有了热情、能动性、力量和追求奖励的能力。他现在可以在操场上更为自主，他拥有了更多的朋友，他会被邀请参加游戏和聚会，而且变得越来越受欢迎了。实际上，他正在练就强壮的脊背和令人愉悦而狂野的心灵。

这些特质——勇气、希望、决心甚至攻击性推动我们前进，或者在压力下让我们敢于战斗而不是逃跑。这是一种很好的感觉，与潜能和效能有关，通常被称为"成长性思维（growth mindset）"。与成瘾性的毒品、游戏或色情作品带来的兴奋感不同，健康的多巴胺刺激来自多个小奖励带来的兴奋感，来自掌握技能时的愉悦感，来自我们目标坚定地向前迈进，并相信这终将带来成功。

和所有人一样，Chuck和Peter需要激活系统，推动他们朝着目标前进，走向而不是远离生活所给予的美好事物，要有力量（坚强的脊背）、开放的心（柔软的胸腔）、能量、热情和决心（狂野的心）。

Huberman引用了精神病学家Robert Heath在20世纪60年代的研究。Heath用电极刺激大脑的一些区域，这些区域能诱发各类情绪反应，例如性的感觉、吸毒时产生的欣快感以及其他各种感觉状态。令人惊讶的是，参与者最喜欢的，并想要获得更多的刺激来自与勇气、冒险和面对威胁相关的大脑区域。这似乎表明，我们渴望一些可控的挫折以及能够克服它的能力。换句话说，复原力以及在压力下茁壮成长的能力对于我们至关重要。

起初，Chuck 和 Peter 都被放弃、被拒绝了；他们极其微弱的火花也几乎要被浇灭了。我们中的许多人在疫情隔离期间都有过这样的感受，并且努力以开放的心态和坚强的意志重新融入社会。人们很容易采取最简单的方法来摆脱低迷的状态，他们会进行一些让人成瘾的活动，比如沉迷于重复性的仪式、屏幕、社交媒体、色情或毒品等。但最终，这些方式都无法带来满足感。值得庆幸的是，Chuck、Peter 和 Shura 都成功地重置和重启了他们的生活，让他们的生命给予者被激发出来，为他们在充满风险但却令人兴奋的喧嚣生活中成为积极的参与者做好准备。

第十一章

脑力依赖者的虚假火花

脑力父母

这些年来，我见过许多智商卓越、才思敏捷、学术成就卓越、思维反应很快的人。然而他们内心却有些麻木，难以触及。他们"活在头脑中"，与自身的感受脱节。20世纪50年代，Donald Winnicott在一篇经典论文中指出，一些人从未真正地学会如何安住在自己的身体里，而是退缩到自己的思维之中。用他的话来说，他们的心灵永远不会驻留在他们的身体内。他的意思是，当我们感到安全并被拥抱时——对Winnicott而言，这种体验来自我们的母亲——我们可以进入所谓的"持续存在"的状态之中，这是一种深度宁静和松弛的体验，与当今世界普遍存在的躁动不安、过度警觉的"行动"和活跃的思维非常不同。

有些人，比如我稍后将要介绍的Jana和Jed，他们缺乏安全感和平静的体验，而恰好是这种体验使得松弛的"持续存在"感的获得成为可能。然而，婴儿如果感觉到压力或不安全，必须求助于其他方式来维持自己的完整感，这些方式就包括了运用早熟和过度活跃的思维。

Winnicott非常了解感觉到活着与感觉到抑郁或颓败之间的区别。用他的话说，作为一个老人，"但愿我在死时仍然活着"。我所见过的大多数"脑力依赖（mind-dependent）"的人都缺乏这样一种深层次的舒适感，他们往往切断了情感和身体感受之间的连接。为了避免体验隐秘的死寂感，他们可以用自己的智力活动来活跃自己，但却无法深入获得火花。这与成瘾过程的相似之处是显而易见的。人们通常强烈地防御死寂感——在这种情况下，脑力活动本身就会让人成瘾。

闪耀的虚假火花：Jana的故事

Jana聪明、机敏、活泼，但她身上有些难以捉摸和难以触及的东西，有些善变。Jana的母亲抑郁、孤僻，有酗酒倾向；艺术、戏剧、音乐、歌剧能让她短暂地焕发活力，但遗憾的是她并没有发现养育孩子使她的生活变得美好。Jana大部分时间是由保姆抚养长大的，在青春期之前她就被送进了寄宿学校。她的父亲是一名记者兼作家，家里堆满了书。正如Jana和保姆所说的那样，在一定程度上，她是被书和她自己强烈的独立精神抚养长大的。Jana可能像她的母亲一样，看起来很有趣，很活泼，没有明显地表现出我在本书其他地方描述的那种郁闷的状态。然而，她的内在却是一片死寂。有趣的是，和她在一起的时候，我经常感到空虚和抑郁，这是我在其他有这类表现的人身上也体验过的。

在来自父母的抱持和共情缺席的情况下，Jana不得不依赖于她的智力活动来照顾自己，这成为她支撑自己度过一生的动力。我们可以把它想象成一个"脑力父母（mind-parents）"，也就是其他人所说的思维客体（mind-object），在这个客体中，思考成了一个可以依赖的、用以替代真实父母的选择。而Jana所付出的代价是不能真正信任他人，也无法感到安全、安逸或充满活力。Jana显然不属于去火花的那一类，因为她看起来火花四溢，但她的能量和充沛精力掩盖了一种难以触及的内心的麻木。

如此强烈地依赖于脑力和思维的敏捷性能让人感觉如同找到救命稻草，然而这却是一种糟糕的选择，因为这一选择无法替代内心深处的真正放松和充满信任感的生活。这类人的火花是防御性的，而不是由真正的生命给予者点燃的。他们可能看起来人缘很好，但往往会让他人觉得被拒之门外。在内心深处，他们不相信任何人能够可靠地陪伴他们，在缺乏安全的依恋对象的情况下，他们依赖于自己早熟的心智。最后，这种策略往往会失败。事实上，对我来说也是如此：我也过度使用自己的思维，从未完全信任过他人，直到这再也不起作用——直到像经常发生的那样，我不得不去面对那令人不快的情感现实。

Jana来见我的时候快三十岁，当时她的一段恋情告吹，她有点崩溃并陷入了抑郁，她闪烁着"虚假自我"的火花渐渐熄灭了。当来接受治疗时，她已经处于一种近乎麻木的状态，她从未记得自己在过去哭过，然而现在一点点小事就会让她流泪。她感觉自己像在泥沼中行走，步履维艰，这感觉偶尔会被她往日的机敏和令人印象深刻的思维敏捷所暂时摆脱。但这种效力很快就消失了，那些她试图逃离的抑郁状态又卷土重来。

脑力依赖者的人格建立在浅薄的基础上，像是流沙般不稳固。他们的思维必须以一种躁狂的、精力过剩的方式不断运转以保持愉悦和自信。Jana一直觉得自己如履薄冰。Donald Winnicott（我对这种精神状态的大部分理解都要归功于他）曾经指出，人们所担心的崩溃实际上早就发生过了。在Jana这个案例中，这种情况发生在她的婴儿期，那时她可能遭受了可怕的孤独，并且缺乏爱的抱持。

我们应该对这些早熟的心智所展现出的惊人的"后卫（rear-guard）"行动深表敬意。Jana防御性地使用脑力就如同紧紧地抓住救生筏一般，仿佛只有她的思维才能让她的头浮出水面，脆弱和痛苦被一种虚假的、由心智驱动的独立感所掩盖。

随着Jana的防御逐渐瓦解，我们发现了她内心深处的绝望与孤独。她需要稍微放松一下，让自己进入作家Katherine May所说的"越冬"状态，或者是荣格派诗人Robert Bly所说的"地下室厨房里的时光"。这是一个关闭、休眠和重置的过程，一段安静、撤退、泪如雨下、出神地凝视前方的时间，最重要的是，对Jana来说这是她有生以来第一次允许别人照顾自己。

这其中包括一位特别的朋友，这位朋友让她连续几天都逗留在她家里，另一位朋友带着食物和干净的衣服前来探望，当然还有很多时间她可以躺在治疗躺椅上。在这里，她能够慢慢地让自己体验到那内心深处的绝望和悲伤。她惊讶地发现自己可以通过几盒纸巾来清空长时间埋藏的悲痛。随着时间的推移，流出的眼泪让她不再那么害怕这些感觉了。

　　我在快三十岁时也有过类似的经历，当一段渴望已久的关系最终遭到拒绝后，我的世界开始崩塌了，我的工作失去了吸引力，我那脆薄如纸的青春后期的自信也消失殆尽。我也需要我为数不多的几个好朋友陪我逃避，和我一起流泪，一起茫然着，实际上我也陷入了一种抑郁，这种抑郁正是我长期以来一直在逃避的崩溃。那时我也接受了很多治疗。我渐渐地恢复了，我的心理变得更强大，不那么防御，也不那么脆弱了，我更有能力承受我的痛苦和弱点。如果我是一棵树，我会说，在那之前，我的根很浅，总有被连根拔起的危险。但是现在，我有了稳固感，它足以让我开始新的职业——心理治疗师，我相信自己有足够的情感能力，不再觉得自己是个骗子，也摆脱了我前半生中大部分时间里困扰我的"冒名顶替综合征"。Jana和我所经历的过程与已经介绍过的细胞危险反应相关的模式相同，都需要足够的安全感来使情绪渐渐安定下来，重置，重启，进而才能真正地激发火花。

　　在治疗中，Jana发展出一个更宽敞的容器用来调节悲伤和绝望的感觉。她不再像以前那样如履薄冰般地使用她敏捷的思维不停地进行各种活动，现在，她可以让自己感到被安全地涵容着，这也许是她有生以来第一次有这样的体验。这种转变使她成为一个更好的朋友，也更容易相处，特别是现在她能够承受他人和自己的悲伤、脆弱和不安，而不会逃向理智化的防御方式。随着时间的推移，她过上了一种不同的生活。她不再是聚会上那个机智活泼的焦点，而是变得更加深刻和从容，她能够更加专注和稳定地发展自己的事业，并且拥有了更深厚的友谊和亲密关系。就像她的朋友和家人一样，我感到更被她所理解和珍视，我在与一个充满情感、轻松自在的人相处，而不是一个脆弱易怒的人。

如履薄冰：Jed 的故事

Jed 也是如此。他有着卓越的才智，学业上取得了优异的成绩，并且建立了许多能激发智能的人际关系。他强烈地依赖于自己的思维，并对此感到非常自豪，然而这并不是他感受到的核心自我。他经常说："我希望我的大脑能让我休息一下。"和 Jana 一样，在治疗过程中，我经常被他迸发的思维火花所吸引，但我有可能会失去我的实体自我的存在感，我的思维在飞速运转，但颈部以下的感知力却丧失了。

Jed对自己脑力的依赖在他35年的大部分时间里都让他受益匪浅。他在学校里是明星学生，上过精英大学，在许多领域都有着很出色的表现，例如公开演讲和舞台表演。不过，他和Jana一样，总带着一种如履薄冰的感觉。在Jed幼儿时期，他被一个充满爱心、受过良好教育的家庭收养。在那之前，一些重要的先决条件已经形成，尤其是他需要高度独立，从而不去依赖任何人。他喜欢别人对自己成就的肯定，但这种成就感只会持续到下一次考试之前，他总是觉得自己处于失败的边缘，他也常常觉得自己是个骗子，并且可能随时会被揭穿。

人们很容易被像Jed和Jana这样的聪明人所迷惑，被他们所宣扬的自己误导，就像他们也会被自己误导一样。作为一名治疗师，我经常觉得自己的工作做得很好，但后来才意识到我被他们精心打磨的外在所迷惑，被表面上伪装成有洞察力的"治疗谈话"所蒙骗了。

在Jana和Jed这样的人身上，我们看到了精神和身体的分裂。他们很少真正地了解自己的感受和身体感觉，也很难理解自己的情绪。这种对身体状态和感觉的微妙感知通常被称为"内感受（interoception）"，我称之为神经系统的耳语，它对于触及一个人的情感至关重要。西方文化，包括我们的学术机构以及一些心理疗法，可能会过度重视思维和思考，而忽视了身体觉知等非言语领域。

我没有把注意力放在Jed有迷惑性的话语上，而是试着同他情绪上的活力、感觉上的变化，尤其是他的横纹肌张力保持同频。有时，一丝细微的变化或一闪而过的表情暗示着逃离的悲伤，或者肌肉的紧绷暗示着愤怒的情绪，抑或是眉头紧锁暗示着焦虑。我常常不得不鼓起勇气打断他精彩绝伦的言语输出，这感觉就好像自己在粗鲁地戳破一个气球。然而，当我注意到他以前没有意识到的情感状态的生理迹象时，他平静了下来。当这种情况发生时，我的呼吸加深了，他的呼吸也加深了，他能够停留在那些更困难的情感，而不是花费精力去逃离它们。

当Jed开始慢下来、平静下来时，他并没有像Jana那样完全陷入抑郁的崩溃之中，但他确实经历了痛苦、悲伤和一系列直到现在都难以忍受的痛楚。和Jana一样，我看到了一种舒缓，一种平静，一种健康的安定和重置。正是在这种状态下，我第一次发现自己感到悲伤，终于被他感动到了，这与之前他在我面前寡淡的感觉大不相同。

　　他正在经历一个被精神分析师称为"退行"的过程。在这个过程中，人们放下了足够多的防御，去面对他们一直在回避的感受，并且去相信进入黑暗之地也是可以接受的。我把它比作从可怕的高度跳入水中之前的那种感觉，或者是当我们停止与不可避免的事情作斗争时的那一刻，也许是我们知道尽管自己不愿意，但眼泪终将落下的那个时刻。当那些长期被压抑的感受得到允许后，我们会体验到舒缓和平静，当这种状况发生时，这可能是Winnicott所描述的第一次真正体验到他人（母亲）在场时的独处。

　　精神分析师Michael Balint描述了一个男人，他先是在会谈前一半的时间里沉默不语，然后开始深深地抽泣，他说，这是他有生以来第一次能够触及自己。Balint认为，言语会让我们远离真正与自己的接触。英国心理治疗师Harry Guntrip将这种感觉描述为"一种深刻的归属感，一种与他所处的世界合而为一的感觉，这种感觉不是以智力'思考出来'的，而是存在于自己内心之中的一种持续的安全氛围"。

　　Guntrip详述了这样的病人，当他们暂时放下他们的活动和思考时，就会触及痛苦和绝望的感觉，而当他们选择承受这些感受而不是抵御它们时，会带来深刻的解脱和放松。事实上，他曾找到Winnicott对自己进行精神分析，并转述了Winnicott对他说的话："你知道'积极参与（being active）'，但不了解'只是成长，只是呼吸'，也不了解即使在你睡觉的时候你的心脏仍在不停跳动，无须你刻意为之。"

对于像Jed和Jana这样的人来说，成功的治疗之旅意味着摆脱对智力活动的过度依赖。他们的"脑力父母"在思维上的敏捷与早熟与我们在成瘾中看到的相似。活跃的头脑固然令人兴奋，但耀眼的虚假火花会掩盖内在活力的匮乏。放下防御，重置和重启的过程，就好像我们在剥离旧电线，然后小心翼翼地更换新的，以便使电流最终能够流向需要的地方。然后，我们看到的不再是消耗能量且随时会燃尽的火花，而是真正的充电和补给，它带来了不疾不徐、高效且能量充足的运转状态。

重置、安全化、平静化和情感抱持创造了放弃防御性的头脑体操（mental gymnastic）的可能性。如前所述，在习得性无助中，人们通常需要触及的感觉是愤怒，例如对虐待和创伤的愤怒。尽管我们在依赖脑力的状态中也看到了愤怒，但对于那些过度依赖自己心智的人来说，治愈的初始途径是平静下来、寻找安全感以及耐受深深的悲伤与绝望。

　　这里与前一章所描述的成瘾状态有许多相似之处。人们显然会逃避那些难以忍受的感受，这使得敏锐思考带来的兴奋感成为一个极富吸引力的逃避之地。在成瘾的情况下，逃避是通过选择成瘾方式来实现的，如选择毒品、色情片或是食物。在"脑力抚育（mind-parented）"的状态下，人们对敏锐、聪明的头脑成瘾，这使得人们能够在一段常常令人眼花缭乱的旅行中滑行甚至翱翔，然而驱使他们的却是一种与内在绝望感相似的恐惧。脑力父母作为一种坚不可摧的方式被牢牢依附着，因为脆弱永远无法让人感到安全，从未有人能够深深地依赖于脆弱。回到Winnicott，通常令人恐惧的崩溃在很久以前就已发生，但这些恐惧仍然被防御着，这就好比在马匹跑了之后才锁好马厩的门。Jana、Jed以及我们中的许多人都可以从以下行动中获益：放弃忙碌的防御，安静下来，采取安全化措施，允许深埋的情感被感知，并开始慢慢地重启和充电。

地牢里的野孩子

　　思考这样一类靠脑力抚育的人的内心世界正在发生什

么，可能是一个有趣但痛苦的过程。他们通过展示一个光鲜而虚假的自我版本来维持生存；他们强烈的独立性是为了逃避对他人的依赖。然而他们所隐藏起来的真实自我又是怎样一种存在？

显然，每个案例都是不同的，但令人惊讶的是，我经常从来访者那里听到相似的梦境或幻想，这些梦境或幻想描述了他们心理的一些基本特征。Jana给我讲了一个反复出现的幻想：一个肮脏的、蓬头垢面的淘气女孩藏在地下室里。这个小女孩很野蛮，也很有戒备心，不让任何人靠近她。她从来没有依赖过任何人，也从未信任过任何一段安全的、可以相互依靠的恋爱关系。有趣的是，Jed也有类似的幻想，他幻想一个男孩被锁在花园的小屋里，一条铁链拴着他，以防止他逃跑，他很恐惧，并对人和光保持着警惕。我也从别人那里听到过类似的故事，有时地点是洞穴或偏僻的树林，但通常那里都有一个粗野的、蓬头垢面的野孩子。

我发现这些幻想很有意义。Jana有一个隐藏的内核，让我和其他人都无法靠近。这一点很容易被忽略，因为她可以聪慧地取悦我和其他人。然而，重要的是不要被这一现象所误导。作为治疗师、专业人士或朋友，我们很容易认为，当我们提供关怀、共情或爱时，这些都会被感激地欣然接受。事实远非如此。野孩子的那部分已经学会了不去信任，不对有爱的人际交往报以任何希望，并在这样的给予面前退缩。实际上，他们远离并拒绝了自己内在生命给予者。在我的工作中可以看到这样的幻想时常出现，每次当信任刚刚形成的时候，野孩子的出现就像一种警告，对着他们自己和包括我在内的其他人尖叫着："不要相信，不要敞开心扉，这样是不安全的。"

我把这些幻想看作Oscar Wilde笔下的人物Dorian Gray的反面，Dorian Gray似乎永远年轻、聪明、充满活力，永远不会变老，然而他藏在阁楼里的肖像却在悄悄地衰老。这个野孩子，就像Dorian Gray的肖像一样，代表了一种被隐藏起来的心理真相，因为它看起来如此令人不快。

我明白了这个野孩子的部分自我需要敏锐地照顾。就像对待一只受过虐待的小狗一样，人们不能太直接地给予关爱。我们必须谨慎行事，并对催生出"不信任的野孩子"的原因给予足够的尊重。"他"的存在是为了保护自己，是为了确保自己不会因为天真的信任而重复过去的错误，进而受到伤害。我们需要踮起脚尖小心翼翼地接近"他"，并且让

"他"知道我们理解"他"过去所做的出色的保护工作。同时我们还需要以某种方式帮助"他"明白这样的防御不再像以前那样必要了。

对Jana来说，当她知道我能看到并尊重她属于"野孩子"的一面时，她获得了极大的宽慰。毕竟，正是这一面在任何一丝拒绝的迹象出现时就会占据她的内心。和我在一起时，她会变成一只伸出爪子的野猫。我们给Jana的"野孩子"取了个名字，花了很多时间去了解"她"，了解"她"的皮肤会感受到什么，"她"的恐惧是什么，以及慢慢地，什么可以帮助"她"降低警惕，开始信任。Jana松了一口气，因为她的这一部分开始被我了解和尊重了。

"脑力父母"是一种虚假的自我，他们的人格建立在思维敏捷、秉持信任是不安全的、只能依靠自己的信念之上。在耀眼的外表下，隐藏着一个不惜一切代价避免更多痛苦、绝望或焦虑的自我。然而，如果进一步挖掘下去，会看到张牙舞爪的"野孩子"的背后是一部分非常年幼的自我，这部分可以通过关怀来触及和连接。就像Jana的案例一样，这通常需要防御的崩溃才能实现。我了解到，即使我们看到了诸如崩溃、退行和早期阶段的信任等重置的反应，"野孩子"

的部分仍然需要被关注，当"他"出现时，需要被理解、尊重和照顾。

　　我们的目标是建立有坚实基础的人格，让人们不再需要如履薄冰般地避开危机四伏的情感深渊，能够辨别什么时候可以安全地去信任、去爱和被爱。我们希望他们和我们一样，都能体验到一个能感受到安全的世界，在那里几乎不需要害怕死寂和抑郁。进而可以放弃虚假的火花，人格渐渐地被充满爱意地重新充电，从而能感觉更加完整、轻松和信任，在那里迸发出真正健康的火花。

结束语

　　我是一名心理治疗师，同时也是一个父亲、叔叔、表兄、丈夫、朋友、同事，以及我父母的孩子。和所有人一样，我渴望过上真实、充满希望和活力的生活，我也希望我的朋友们、家人和来访者们能够拥有这样的生活。我非常清楚，麻木和受抑制的情感会浪费多少生命。想想那些沉迷于电子游戏或色情内容的来访者们，就能明白时间是如何被浪费掉的——事实上，我知道自己经常沉迷于毫无收获的行为，比如在电脑浏览器的窗口之间漫无目的地切换。工作对我来说，也是一种成瘾。此刻，我在星期天的早晨打下这些字时，我望向窗外的运动场，孩子们在奔跑，成年人在锻炼，年轻人在野餐，一家人在骑自行车，人们脸上带着微笑。我不禁在想，我是否正用坐在桌前写作来逃避真正的生活。说实话，我也热爱写作和会见来访者：这是另一种更深入了解自己、领略丰富生活的方式。但是，我确实会感到内疚，因为我没有找到勇气和希望去充分地、完全地投入生活。

　　我知道这是个老生常谈的问题，但我总是试着问自己，尽管不可避免地会掺杂一些自欺欺人，但我尽量诚实地回答这个问题，那就是：在临终之时，我会后悔什么。我怀疑自己是否会后悔没有在办公室多待一天，或者没有再多做一次填字游戏，或者没有刷一会儿屏幕来看更多的足球新闻。但我确信，我会后悔没有让一些人知道我有多爱他们，或者没有勇气去做那些我害怕的事情，比如爬山、从高处跳下，或者没有花更多时间去欣赏那些美丽的日落。我的"去火花"状态很可能会导致许多遗憾，而我写这本书的部分目的就是为了帮助自己和他人尽可能地减少这些遗憾。

　　与许多自助类书籍所宣称的不同，重燃并不仅仅是要变得勇敢、做出一些大的飞跃、突然像穿上新外套一样换上更积极的心态，或者即便感到害怕也要去行动。这些只是故事的一部分，而情感的成长远比这复杂得多。真正的性格转变是一个缓慢的、渐进的，并且常常伴随着痛苦的过程——实际上，这种转变不可避免地会带来痛苦，因为它意味着我们需要对面对我们曾经用麻木来对抗的情感。

　　我们可以将自己想象成一台噼啪作响的发动机，虽然时常会失灵、熄火和故障，但好歹还能让我们从A点挪向B

点。我们可能愿意接受这台引擎的现状，或者稍微调整一下；然而，如果我们渴望真正的改变，那么可能就需要对这台引擎进行彻底的拆解和再造。

我有可能过度使用了发动机的比喻（以及这本书中的其他比喻！），但我喜欢这个比喻，因为当一台发动机运转顺畅时，它会发出一种轻快的轰鸣，能量流动自如，能轻松地加速或减速；它反应灵敏，并且，正如我另外一个主要的比喻所指，它能很好地产生火花，不会失灵、意外作响或停止工作。

近几十年来，Stephen Porges 发展了一个广受欢迎的自主神经系统模型，该模型指出，当我们感到自在、安全且放松时，我们体内健康的、促进放松的神经系统就会活跃起来。这种状态让我们感受到安全感，伴随着深长而放松的呼吸、健康的心率变化、放松但不松弛的肌肉，以及欣赏当下的能力，而不会过于焦虑。这是一种与真正的幸福感相联系的健康的静止不动状态，它带来了深深的松弛感和生活安全而美好的感受。正是在这种状态下，我们的消化功能达到最佳，呼吸深沉而缓慢，免疫系统高效运作，我们也能够更有能力去共情他人并享受与他人的相处。

这种健康的静止不动状态与本书中所讨论的由恐惧、威胁、忽视和防御过度导致的静止和去火花状态截然不同。在去火花状态下，我们观察到的是一种自我封闭，这是对危险的基本反应，它能令人麻痹，以至于我们无法战斗甚至逃跑，唯一可用的反应是安静、麻木，进入一种类似冬眠的状态。然后我们看到呼吸变浅、身体松弛、警觉性缺乏、肌肉张力差，以及从感觉中退缩，进入一种死气沉沉的仅维系生存的状态。

在被忽视、解离性自我封闭状态和习得性无助的情况下，我们常常看到一种无精打采、缺乏活力和火花的状态，这可能会被误解为懒惰或迟钝。在早期基督教教义中，懒惰被视为七宗罪之一，与懒散和游手好闲联系在一起。我们所处的文化对不努力、少做事、慢节奏持有轻蔑态度。就我个人而言，我倒对树懒有一些敬畏之心。树懒是新陈代谢率极低的生物，动作温和而从容，用很多时间"闲逛"，睡得还很多，它们的生活方式与我和许多人在现代社会中所追求的狂热节奏相距甚远。虽然我也想变得更懒散一些，对那些能够有如此节奏的人感到既钦佩又羡慕，但我自身的防御机制和可能类似注意缺陷与多动障碍（ADHD）的特征，使我很容易感到无聊厌倦。

然而，我们不得不承认懒惰也有其可取之处。人类，甚至大多数动物，如果新陈代谢较慢，寿命会更长。我们这些上了些年纪的人还记得James Dean的名言"活得快，死得早"，知道为什么这话这么贴切。压力、创伤和不良的童年经历与加速的新陈代谢、低下的免疫系统以及一系列健康问题（比如心脏病、中风，甚至癌症，当然还有早逝）有关。多数人当感到焦虑或受到威胁时，都会变得紧张、警觉，呼吸加快，肌肉紧绷，行动加速。人们甚至会在繁忙的城市里加快步伐，而在绿地周围放慢脚步，我们的心率与此相匹配，我们的相对放松感也与此匹配。从进化的角度来看，为了应对眼前的威胁，我们需要火力全开，这胜过对健康的长期保护。

如前所述，在忽视、解离和习得性无助中，我们看到一种麻木的静止状态，而在有成瘾特征和过度活跃的心智中，我们看到的是用一种更活跃的、不稳定的防御来对抗情感上的死气沉沉。对于前者，迈向健康是激发活力、点燃激情、注入能量的过程；而对于后者，走向健康通常意味着放慢脚步去面对被逃避的情感，如悲伤和绝望。然而，在任何情况下，我们首先需要安全化和重置，关闭危险信号，以便安全感可以为后面的茁壮发展提供条件。

事实上，我对树懒的理想化有其局限。美好的生活既需要我们有放松和感到自在的能力，也需要我们有追求快乐、激情和愉悦的能力。虽然我羡慕那些能够慢条斯理、容易放松、不太拼命工作的人，我也不得不敬佩那些能够轻松地在充满活力与宁静放松之间切换的人。在成瘾倾向者中，中脑边缘奖赏回路出现故障，但它的健康运作也是让生活变得有价值的关键。在所谓的心流状态下，我们完全沉浸在当下，没有杂念或焦虑来打断这种流动。在这种状态下，人们在努力，但不是紧张、焦虑的那种；人们在专注和尝试，不仅仅是放松，他们有着明确的目的和目标，以及在活动中和在当下的轻松投入。

我们都需要放松下来，休息一下，体验只需"存在(be)"的状态。在我们的文化中，无聊往往被低估，而速度和努力则被过分强调。然而，我们需要的不仅仅是平静、放松和宁静：如果这些是我们的主要状态，生活将变得缺乏激情。我们既需要帮助以感到安全、自在、平静，也需要被激发进入兴奋、寻求奖励、愉悦的状态。心理健康意味着能够

灵活地在不同的状态之间转换，从放松到寻求奖励，再到
亲密接触，以及在面对威胁时的紧张状态，然后再回到放
松——这些都是健康心理的一部分。

发现并点燃火花，吹拂余烬

这本书讨论了无火花的状态。我描述了那些能量不足的
人，他们对生活所能提供的一切都避而远之，他们收缩、麻
木、抑制自己——主要是出于恐惧，有时是极度恐慌，所
有这些都削弱了他们充分体验生活的能力。我还描述过一些
人，他们的火花是虚假的，是逃避内心死寂和绝望的一种方
式。我们每个人都有可能陷入上述任何一种状态。每个状态
都伴随着一系列信念、先入之见和自我对话，这些内在的声
音暗示着，我们抱有希望、表达自己或敢于全身心地投入生
活是愚蠢的。

去火花通常源于一种需要，即从那些难以承受的经历
中转移注意力，并发展出防御策略来应对这些经历。这些
策略包括被忽视孤儿产生的麻木和自我安抚行为，孤独症
谱系患者的固定仪式，创伤解离者身心分离的麻木，用过
度理智或成瘾来避免痛苦，以及在习得性无助中对希望的

扼杀。所有这些状态的共同之处在于它们都是对生活的回避，这是一种退缩而非开放——这与坚强的脊背、柔软的内心和狂野的心灵相反，后者是开放、健康幸福和活跃内在生命给予者的标志。

具有讽刺意味的是，最初作为保护性防御发展起来的行为，最终却阻碍了人们真正地投入生活。在我的个人生活经历中，我对此有太深刻的了解。我有太多的时候不敢对可能发生的事情抱有希望，一直停留在那些我认为能够保证我安全的旧模式中。而实际上，我试图避免的那些危险早已不复存在。即使到了现在，我也经常发现自己肌肉不易察觉地紧绷，有从人际接触中撤离的倾向，以收缩的姿态对抗生活所能提供的一切。就像本书中描述的许多人一样，我也很容易内向、麻木或紧缩。这种对体验的抑制阻止了我们对生活中的快乐、兴奋和惊奇的开放度。

我所描述的并不是某种纯粹的人格类型，当然，在同一个人身上也可能存在多种无火花的状态。例如，被忽视的我小时候通过吮吸领带来自我安抚；受创伤的我有时会脱离身体，陷入解离性麻木；习得性无助的我可能会放弃，或者僵住，不敢伸手去触摸眼前的美好；为了逃避悲伤的我经常让自己的思绪躁狂地忙碌，或者回到不停浏览互联网这样的成瘾行为中；而可能有点自闭的我则会退回到多种成瘾仪式中。

我说过我们任何人都可以得到帮助，从而走出这样的状态。无论去火花的形式是什么，最好的帮助总是来自富有同情心的、安全的人际关系，与一个好奇和富有同理心的人相处，他们可以享受我们的存在，与我们一起承受痛苦和绝望，并向我们表明生活中有比我们麻木的身体/意识/心灵所相信的更多的东西。在生命的早期，这个富有同情心的他人最好是父母或照顾者；后来可能是另一个成年人、专业人士、治疗师、朋友或导师。当我们遇到困难时，都需要一个可以求助的人，这是我自己的体会，也是我每周在几乎所有来访者身上所见证的。

不过，如果运气好，再加上别人的帮助，我们就能够把这种充满爱和同情的关怀内化成自我内在的一部分，当我们遇到困难时，我们就可以去寻求它。精神分析中谈到了发展一个"好的内在客体"，而 Paul Gilbert 等人则描绘了内在慈悲者（inner compassionate figures）。我还使用了另一种内在人物的比喻，即 Neville Symington 所说的"生命给予者"。

这位生命给予者会帮助我们去追求希望、快乐和嬉戏，实际上就是追求生活中所有的美好。这是我们每个人的潜能，但它有时需要被激发、点燃、唤醒。

这其中最重要的是认识到身体状态的重要性，以及缺乏火花是如何在我们的身体上体现出来的。Colwyn Trevarthen 和 Jaak Panksepp 曾写道："我们生来就有一个运动的身体，它随时准备分享快乐或痛苦的节奏与旋律。"遗憾的是，许多我所描述的无火花的人并没有发展出这样一个能够分享喜悦、痛苦以及相互交流节奏的身体。为了重新点燃这种生命力，我们需要神经系统的耳语，它能够激发出一种充满活力的身体状态和能量。

几十年来，我认识到我们真的可以重燃自己和他人特定的麻木身心和情感状态。例如，我被忽视的那部分自己需要重新认识那些我殉道士式的先入之见，比如认为没有人在意我的感受，也没有人喜欢和我在一起。这意味着需要我们冒险解开束缚，敞开希望之门，拥有柔软的胸膛以及坚强的后背，最终拥有一颗狂野的心。如果我们发展出足够宽广的涵容能力，我们就能意识到我们何时退缩，识别出我们情绪的触发因素，感知我们的神经系统，并保持对体验的觉察和耐受，而不是抵御它们。通过这样的神经系统的耳语，我们创造了条件，使我们的生命给予者们能够激发热情、活力和勇气。

涵容和安全是必要的，但不是真正改变模式的充分条件。我们还需要一些紧张和健康的焦虑来挑战我们的默认状态，促使我们从稳态❶到健康的应变稳态❷。这样的挑战可能会令人不安，我们可能会防御那些可能"扰乱我们的宇宙"的事物。我太多次抵制了拥抱新事物和放弃安全旧模式的风险。这种防御过程在当下可能有所帮助，但它们是有代价的。敞开心扉是可怕的，但是，正如本书中的故事所证明的那样，它可以提升生活，甚至改变人生。如果我们发展出对那些我们可能会防御的事物的同情心和宽容，如果我们敢于拥抱我们的生命给予者，那么我们就会释放出潜能，让我们的生活更加充实、快乐和真正充满火花。

---

❶ 译者注：稳态（homeostasis），指的是把正常机体通过调节作用，使得各个器官、系统协调活动，共同维持内环境的相对稳定状态。

❷ 译者注：应变稳态（allostasis）描述了有机体通过积极调整来适应环境变化并维持内部平衡的动态过程。

　　真正的改变不会自发地产生，除非我们有勇气重新去感受，去认识我们的情绪和身体状态，并学会放下根深蒂固的自主神经系统信念，这些信念常常告诉我们世界是不安全的。这意味着我们要准备好去经历那些有时令人痛苦的、从冻住的状态中逐渐苏醒的刺痛感。

　　这确实可能会很痛苦。我记得当我在二十多岁重拾瑜伽，独自在家练习时，某些体式，特别是那些我必须打开胸部（柔软的前胸）的体式，会引发我突然的情感爆发——就我个人而言，是悲伤和哀痛——这让我感到震惊。我怀疑我一生中大部分时间都在抵抗这样的感觉。允许这类感受的存在是我重置的一部分。我找到了足够的安全感来重置、重启，然后慢慢地允许那些在我们迈向生活而不是远离生活时出现的感觉和感受，敢于信任一个内在生命给予者。通过这样的内心修炼，许多人，包括这本书中描述的那些人，开始变得更加开放，姿态更加外向，仿佛他们能够直视这个世界，并向它迈进。

　　我们经历的创伤和被压垮的次数越多，我们对危险的预感就越敏锐，我们就越容易去火花。从持续的深度创伤中恢复，虽然比从不太严重的负面经历中恢复更具挑战性，但

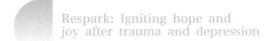

过程是相似的。拥抱我们的创伤是塑造我们自身的过程——至少对我来说是这样。年轻时，我以买卖古董为生，我经常想到金缮（Kintsugi），这是一种日本修复陶罐的艺术，它让陶器在经历损伤后不仅得以修复，而且变得更加坚固。修复后的陶器同样具有一种美，金色的线条不仅标志着旧日的伤痕，也象征着从逆境中恢复的韧性和力量。

我们每个人都会对自己的情感有所抗拒，无论是痛苦、愤怒，还是那令人畏惧的希望，而通常最可怕的，是爱。这种敞开心扉的体验需要勇气，它真的会让人受伤。对我来说，这种开放肯定不如我所熟悉的抱怨和抑郁的姿态那样自然。然而，回到临终前的比喻，我们大多数人会同意Tennyson的看法：宁愿曾经深爱并失去，也不愿从未爱过，宁愿敞开心扉，体验希望、激情和真正的幸福——简而言之，拥有坚强的脊背、温柔的胸膛和狂野的心。

参考文献

1. Gander F, Wagner L, Amann L, Ruch W. What are character strengths good for? A daily diary study on character strengths enactment. *Journal of Positive Psychology*, 2021: 1–11.

2. Pontzer H. *Burn: The Misunderstood Science of Metabolism*. London: Allen Lane, 2021.

3. Naviaux RK. Perspective: Cell danger response biology—The new science that connects environmental health with mitochondria and the rising tide of chronic illness. *Mitochondrion*, 2020, *51*: 40–5.

4. Bick E. The experience of the skin in early object relations. *International Journal of Psycho-Analysis*, 1968, *49*: 484–6.

5. Damasio AR. *The Feeling of What Happens: Body, Emotion and the Making of Consciousness*. London: Heinemann, 1999.

6. Gander M, Buchheim A. Attachment classification, psychophysiology and frontal EEG asymmetry across the lifespan: A review. *Frontiers in Human Neuroscience*, 2015, *9*: 79.

7. Music G. *Nurturing Children: From Trauma to Growth Using Attachment Theory, Psychoanalysis and Neurobiology*. Oxford: Routledge, 2019.

8. Friston K. The free-energy principle: A unified brain theory? *Nature Reviews Neuroscience*, 2010 Feb, *11*(2): 127–38.

9. Symington N. *Narcissism: A New Theory*. London: Karnac Books, 1993.

10. Halifax J. *Standing at the Edge: Finding Freedom Where Fear and Courage Meet*. New York: Flatiron Books, 2018.

11. Busuito A, Quigley KM, Moore GA, Voegtline KM, DiPietro JA. In sync: Physiological correlates of behavioral synchrony in infants and mothers. *Developmental Psychology*, 2019, *55*(5): 1034.

12. Bion WR. *Learning from Experience*. London: Heinemann, 1962.

13. Eliot TS. *The Complete Poems and Plays of TS Eliot*. London: Faber & Faber, 2011.

14. Beebe B, Lachmann FM. *The Origins of Attachment: Infant Research and Adult Treatment*. London: Routledge, 2014.

15. Gilbert P. Explorations into the nature and function of compassion. *Current Opinion in Psychology*, 2019, *28*: 108–14.

16. Parnell L. *Attachment-Focused EMDR: Healing Relational Trauma*. New York: W. W. Norton, 2013.

17. Levine PA. *In an Unspoken Voice: How the Body Releases Trauma and Restores Goodness*. Berkeley, CA: North Atlantic Books, 2010.

18. Book A, Costello K, Camilleri JA. Psychopathy and victim selection: The use of gait as a cue to vulnerability. *Journal of Interpersonal Violence*, 2013, *28*(11): 2368–83.

19. Maier SF, Seligman ME. Learned helplessness: Theory and evidence. *Journal of Experimental Psychology: General*, 1976, *105*(1): 3–46.

20. Fairbairn WRD. *An Object-Relations Theory of the Personality*. New York: Basic Books, 1962.

21. Laing RD. *The Divided Self*. New York: Pantheon Books, 1969.

22. Winnicott DW. The use of an object and relating through identifications. In *Playing and Reality*. New York: Basic Books, 1971.

23. Abbass A. *Reaching Through Resistance: Advanced Psychotherapy Techniques*. Kansas City, MO: Seven Leaves Press, 2015.

24. Davidson RJ. Affective style, psychopathology, and resilience: Brain mechanisms and plasticity. *The American Psychologist*, 2000, *55*(11): 1196–214.

25. Rosenfeld HA. *Impasse and Interpretation: Therapeutic and Anti-Therapeutic Factors in the Psycho-Analytic Treatment of Psychotic, Borderline, and Neurotic Patients*. Oxford: Routledge, 1987.

26. Alvarez A. *The Thinking Heart: Three Levels of Psychoanalytic Therapy with Disturbed Children*. Oxford: Routledge, 2012.

27. Trevarthen C. Intrinsic motives for companionship in understanding: Their origin, development, and significance for infant mental health. *Infant Mental Health Journal*, 2001, *22*(1–2): 95–131.

28. Doretto V, Scivoletto S. Effects of early neglect experience on recognition and processing of facial expressions: A systematic review. *Brain Sciences*, 2018, *8*(1): 10.

29. Fraiberg S. Blind infants and their mothers: An examination of the sign system. In: Lewis M, Rosenblum LA, editors. *The Effect of the Infant on Its Caregiver*. Oxford: Wiley, 1974.

30. Winnicott DW. *Playing and Reality*. New York: Basic Books, 1971.

31. Winnicott DW. Communicating and not communicating leading to a study of certain opposites. In: *The Maturational Processes and the Facilitating Environment*. London: Karnac, 1990.

32. Panksepp J, Biven L. *The Archaeology of Mind: Neuroevolutionary Origins of Human Emotion*. New York: Norton, 2012.

33. Field T, Healy B, Goldstein S, Perry S, Bendell D, Schanberg S, et al. Infants of depressed mothers show "depressed" behavior even with nondepressed adults. *Child Development*, 1988: 1569–79.

34. Bollas C. *The Shadow of the Object: Psychoanalysis of the Unthought Known*. London: Free Association Books, 1987.

35. Henry G. Doubly deprived. *Journal of Child*

Psychotherapy, 1974 Oct 1, *3*(4): 15–28.

36. Olsavsky AK, Telzer EH, Shapiro M, Humphreys KL, Flannery J, Goff B, et al. Indiscriminate amygdala response to mothers and strangers after early maternal deprivation. *Biological Psychiatry*, 2013, *74*(11): 853–60.

37. Krause AL, Borchardt V, Li M, van Tol M-J, Demenescu LR, Strauss B, et al. Dismissing attachment characteristics dynamically modulate brain networks subserving social aversion. *Frontiers in Human Neuroscience*, 2016 Mar 9, *10*: online.

38. Alvarez A. *Live Company*. London: Routledge, 1992.

39. Porges SW. *The Polyvagal Theory: Neurophysiological Foundations of Emotions, Attachment, Communication, and Self-Regulation*. New York: Norton, 2011.

40. Cuddy A. *Presence: Bringing Your Boldest Self to Your Biggest Challenges*. London: Hachette, 2015.

41. Elkjær E, Mikkelsen MB, Michalak J, Mennin DS, O'Toole MS. Expansive and contractive postures and movement: A systematic review and meta-analysis of the effect of motor displays on affective and behavioral responses. *Perspectives on Psychological Science*, 2020 Jun 22: online.

42. Balint M. *The Basic Fault: Therapeutic Aspects of Regression*. London: Tavistock, 1968.

43. Kungl MT, Leyh R, Spangler G. Attachment representations and brain asymmetry during the processing of autobiographical emotional memories in late adolescence. *Frontiers in Human Neuroscience*,

2016, *10*: online.

44. Tustin F. *Autistic States in Children*. London: Tavistock, 1992.

45. Griffin JW, Bauer R, Scherf KS. A quantitative meta-analysis of face recognition deficits in autism: 40 years of research. *Psychological Bulletin*, 2020, *147*(3): 268–92.

46. Beckett S. *Waiting for Godot: Tragicomedy in 2 Acts*. New York: Grove Press, 1954.

47. Maté G. *In the Realm of Hungry Ghosts*. Berkeley. CA: North Atlantic Books, 2010.

48. Rutter M. Developmental catch-up, and deficit, following adoption after severe global early privation. *Journal of Child Psychology and Psychiatry and Allied Disciplines*, 1998, *39*(4): 465–76.

49. Nelson CA, Westerlund A, McDermott JM, Zeanah CH, Fox NA. Emotion recognition following early psychosocial deprivation. *Development and Psychopathology*, 2013, *25*(2): 517–25.

50. Herzberg MP, Gunnar MR. Early life stress and brain function: Activity and connectivity associated with processing emotion and reward. *NeuroImage*, 2020, *209*: 116493.

51. Oswald LM, Dunn KE, Seminowicz DA, Storr CL. Early Life stress and risks for opioid misuse: Review of data supporting neurobiological underpinnings. *Journal of Personalized Medicine*, 2021, *11*(4): online.

52. Park AT, Tooley UA, Leonard JA, Boroshok AL, McDermott CL, Tisdall MD, et al. Early childhood

stress is associated with blunted development of ventral tegmental area functional connectivity. *Developmental Cognitive Neuroscience,* 2021 Feb 1, *47*: online.

53. Fries ABW, Pollak SD. The role of learning in social development: Illustrations from neglected children. *Developmental Science*, 2017, *20*(2): e12431.

54. Christodoulou G, Majmundar A, Chou C-P, Pentz MA. Anhedonia, screen time, and substance use in early adolescents: A longitudinal mediation analysis. *Journal of Adolescence*, 2020, *78*: 24–32.

55. Montag C, Markowetz A, Blaszkiewicz K, Andone I, Lachmann B, Sariyska R, et al. Facebook usage on smartphones and gray matter volume of the nucleus accumbens. *Behavioural Brain Research*, 2017 Jun 30, *329*: 221–8.

56. Olds J, Milner P. Positive reinforcement produced by electrical stimulation of septal area and other regions of rat brain. *Journal of Comparative and Physiological Psychology*, 1954, *47*(6): 419–27.

57. Huberman A. Dr. Andrew Huberman on how the brain makes sense of stress, fear, and courage. *Finding Mastery*. 2020. Available from: https://findingmastery.net/andrew-huberman

58. Hajek A, Kretzler B, König H-H. Multimorbidity, Loneliness, and social isolation:A systematic review. *International Journal of Environmental Research and Public Health*, 2020 Jan, *17*(22): online.

59. Sapolsky RM. *Behave: The Biology of Humans at Our Best and Worst*. London: Penguin, 2017.

60. Field T, Diego M, Hernandez-Reif M. Prenatal depression effects on the fetus and newborn: A review. *Infant Behavior and Development*, 2006, *29*(3): 445–55.

61. Hadaway PF, Alexander BK, Coambs RB, Beyerstein B. The effect of housing and gender on preference for morphine-sucrose solutions in rats. *Psychopharmacology*, 1979, *66*(1): 87–91.

62. Hall W, Weier M. Lee Robins' studies of heroin use among US Vietnam veterans. *Addiction*, 2017, *112*(1): 176–80.

63. Lepack AE, Werner CT, Stewart AF, Fulton SL, Zhong P, Farrelly LA, et al. Dopaminylation of histone H3 in ventral tegmental area regulates cocaine seeking. *Science*, 2020, *368*(6487): 197–201.

64. Davidson RJ. Asymmetric brain function, affective style, and psychopathology: The role of early experience and plasticity. *Development and Psychopathology*, 2008, *6*(4): 741–58.

65. Bishop MP, Elder ST, Heath RG. Intracranial self-stimulation in man. *Science*, 1963, *140*(3565): 394–6.

66. Winnicott DW. Mind and its relation to the psyche-soma. *British Journal of Medical Psychology*, 1954, *27*(4): 201–9.

67. Winnicott DW. Primary maternal preoccupation. In: *Through Paediatrics to Psychoanalysis*. London: Karnac, 1992.

68. Corrigan E, Gordon P-E. *The Mind Object*. London: Karnac, 1995.

69. Winnicott DW. Fear of breakdown. In: *Psychoanalytic Explorations*. London: Karnac, 1989.

70. May K. *Wintering: The Power of Rest and Retreat in Difficult Times*. London: Rider, 2020.

71. Bly R. *Iron John: Men and Masculinity*. Boston, MA: De Capo, 1990.

72. Winnicott DW. The capacity to be alone. *International Journal of Psycho-Analysis*, 1958, *39*: 416–20.

73. Guntrip H. *Schizoid Phenomena, Object Relations and the Self*. London: Karnac, 1995.

74. Hazell J. *H.J.S. Guntrip: A Psychoanalytical Biography*. London: Free Association Books, 1996.

75. Wilde O. T*he Picture of Dorian Gray*. London: Legend Press, 2021.

76. Csikszentmihalyi M. *Creativity: Flow and the Psychology of Discovery and Invention*. New York: Harper Perennial, 1996.

77. Trevarthen C, Panksepp J. In tune with feeling: Musical play with emotions of creativity, inspiring neuroaffective development and self-confidence for learning in company. In: Hart S, editor. *Inclusion, Play and Empathy*. London: Jessica Kingsley, 2016, p. 29.

致谢

我要特别感谢Roger Horrocks，谢谢他很久以前在我非常低落和消沉时帮助我重燃火花（resparking）。

我还要向那些为我提供建议以及阅读过本书部分内容或者全文的人表示感谢，他们是：Sue Beecraft，Ricky Emanuel，Tafi Gashi，Paul Gilbert，Robert Glanz，Hayley Graham，Patrick Heaney，Josa Keyes，Shivani Lamba，Doron Levene，Sharon Lewis，Roger Linden，Mike Miller，Jane O'Rourke，Sally O'Rourke，Rachel Pardoe，Daniela Sieff，Laura Tenant，Catherine Thomas，Karen Treisman，Jo Violet，Francesca Wickers，Helen Wright。

我还要感谢Eric和Klara King细致的校对，以及Sadie Butterworth-Jones的封面设计。

我非常感谢所有帮助我理解本书所述议题的来访者们。所有临床描述要么征得来访者同意后撰写，要么经过修饰，以确保无法识别出个人。总的来说，它们是多个案例的融合。